经方
速记手册

刘青 付义 杨春艳◎主编

U0114013

全国百佳图书出版单位
中国中医药出版社
·北 京·

图书在版编目（CIP）数据

经方速记手册 / 刘青，付义，杨春艳主编 . -- 北京：中国中医药出版社，2024.5

ISBN 978-7-5132-8749-4

Ⅰ . ①经… Ⅱ . ①刘… ②付… ③杨… Ⅲ . ①经方－手册 Ⅳ . ① R289.2-62

中国国家版本馆 CIP 数据核字 (2024) 第 078284 号

中国中医药出版社出版

北京经济技术开发区科创十三街 31 号院二区 8 号楼

邮政编码　100176

传真　010-64405721

廊坊市佳艺印务有限公司印刷

各地新华书店经销

开本 850×1168　1/32　印张 7.5　字数 159 千字

2024 年 5 月第 1 版　2024 年 5 月第 1 次印刷

书号　ISBN 978 - 7 - 5132 - 8749 - 4

定价　39.00 元

网址　www.cptcm.com

服 务 热 线　010-64405510

购 书 热 线　010-89535836

维 权 打 假　010-64405753

微信服务号　**zgzyycbs**

微商城网址　**https://kdt.im/LIdUGr**

官 方 微 博　**http://e.weibo.com/cptcm**

天猫旗舰店网址　**https://zgzyycbs.tmall.com**

如有印装质量问题请与本社出版部联系（010-64405510）

《经方速记手册》
编委会

主　编　刘　青　付　义　杨春艳

副主编　李律宇　陈　斌

编　委　（以姓氏笔画为序）

编写说明

经方多指东汉张仲景《伤寒杂病论》中的方剂，经方运用若证机契合，效若桴鼓，为研学中医者奉为圭臬。本书以赵开美刻本为底本，精选《伤寒论》《金匮要略》中248首经方，按照组成、用法、功效主治、方歌及原文汇辑而成书，方便读者查询及学习。为遵崇古义，便于读者检阅，其中"组成"中标示原方的药物炮炙细节及剂量；"用法"中呈现原著的煎服法；"功效主治"参考现代各家著作，概括方剂功用，尽可能接近方证病机；"方歌"选用陈修园《长沙方歌括》《金匮方歌括》所载方歌。本书旨在为热爱经方的读者提供一本"手册"，便于临床中参阅学习。

为了查询方便，我们按照方剂名称的笔画安排正文及目录，同时附有方剂名称的拼音索引。

囿于编者水平，书中难免纰漏，不足之处请读者提出宝贵意见，以便再版时修订提高。

《经方速记手册》编委会

目 录

· IV ·

1. 一物瓜蒂汤

【组成】

瓜蒂二十七个

【用法】

上锉，以水一升，煮取五合，去滓，顿服。

【功效主治】

清热解暑，行水散湿。主治中暍，暑热夹湿证。

【方歌】

暍病阴阳认要真，热疼身重得其因，

暑为湿恋名阴暑，二七甜瓜蒂可珍。

（《金匮方歌括》）

【原文】

太阳中暍，身热疼重而脉微弱，此以夏月伤冷水，水行皮中所致也，一物瓜蒂汤主之。

（《金匮要略·痉湿暍病脉证治》）

2. 十枣汤

【组成】

芫花（熬）　甘遂　大戟各等分

【用法】

上三味等分，各别捣为散，以水一升半，先煮大枣肥者十枚，取八合，去滓，内药末，强人服一钱匕，羸人服半钱，温服之，平旦服。若下少，病不除者，明日更服，加半钱，得快下利后，糜粥自养。

【功效主治】

攻逐水饮。主治悬饮水肿。

【方歌】

大戟芫花甘遂平，妙将十枣煮汤行，

中风表证全除尽，里气未和此法程。

（《长沙方歌括》）

【原文】

太阳中风，下利呕逆，表解者，乃可攻之。其人漐漐汗出，发作有时，头痛，心下痞硬满，引胁下痛，干呕短气，汗出不恶寒者，此表解里未和也，十枣汤主之。

（《伤寒论·辨太阳病脉证并治下》）

3. 人参汤

【组成】

人参　甘草　干姜　白术各三两

【用法】

上四味，以水八升，煮取三升，温服一升，日三服。

【功效主治】

通阳散结，祛痰下气。主治中焦虚寒，阴寒上乘证。

【方歌】

理中加桂人参汤，阳复阴邪自散藏，

休讶补攻分两道，道消道长细推详。

（《金匮方歌括》）

【原文】

胸痹心中痞，留气结在胸，胸满，胁下逆抢心，枳实薤白桂枝汤主之，人参汤亦主之。

（《金匮要略·胸痹心痛短气病脉证治》）

4. 九痛丸

【组成】

附子三两（炮） 生狼牙一两（炙香） 巴豆一两（去皮心，熬，研如脂） 人参 干姜 吴茱萸各一两

【用法】

上六味，末之，炼蜜丸如梧子大，酒下，强人初服三丸，日三服，弱者二丸。兼治卒中恶，腹胀痛，口不能言。又治连年积冷流注，流注心胸痛，并冷冲上气，落马、坠车、血疾等，皆主之。忌口如常法。

【功效主治】

温阳散寒，杀虫止痛。主治心胸疼痛。

【方歌】

九种心痛治不难，狼萸姜豆附参安，

附须三两余皆一，攻补同行仔细看。

（《金匮方歌括》）

【原文】

九痛丸，治九种心痛。

（《金匮要略·胸痹心痛短气病脉证治》）

5.干姜人参半夏丸

【组成】

干姜一两　人参一两　半夏二两

【用法】

上三味，末之，以生姜汁糊为丸，如梧子大，饮服十丸，日三服。

【功效主治】

温中散寒，化饮降逆。主治妇人妊娠呕吐不止。

【方歌】

呕吐迁延恶阻名，胃中寒饮苦相萦，

参姜一两夏双两，姜汁糊丸古法精。

（《金匮方歌括》）

【原文】

妊娠呕吐不止，干姜人参半夏丸主之。

（《金匮要略·妇人妊娠病脉证并治》）

6.干姜附子汤

【组成】

干姜一两　附子一枚（生用，去皮，切八片）

【用法】

上二味，以水三升，煮取一升，去滓，顿服。

【功效主治】

温中祛寒。主治肾阳虚烦躁证。

【方歌】

生附一枚一两姜，昼间烦躁夜安常，

脉微无表身无热，幸藉残阳未尽亡。

（《长沙方歌括》）

【原文】

下之后，复发汗，昼日烦躁不得眠，夜而安静，不呕，不渴，无表证，脉沉微，身无大热者，干姜附子汤主之。

（《伤寒论·辨太阳病脉证并治中》）

7. 干姜黄连黄芩人参汤

【组成】

干姜　黄连　黄芩　人参各三两

【用法】

上四味，以水六升，煮取二升，去滓，分温再服。

【功效主治】

发越郁阳，清上温下。主治上热下寒，寒热格拒证。

【方歌】

芩连苦降藉姜开，济以人参绝妙哉，

四物平行各三两，诸凡拒格此方该。

（《长沙方歌括》）

【原文】

伤寒本自寒下，医复吐下之，寒格更逆吐下，若食入口即吐，干姜黄芩黄连人参汤主之。

（《伤寒论·辨厥阴病脉证并治》）

8. 土瓜根散

【组成】

土瓜根　芍药　桂枝　䗪虫各三分

【用法】

上四味，杵为散，酒服方寸匕，日三服。

【功效主治】

活血通瘀。主治经水不利瘀血证。

【方歌】

带下端由瘀血停，月间再见不循经，

䗪瓜桂芍均相等，调协阴阳病自宁。

（《金匮方歌括》）

【原文】

带下，经水不利，少腹满痛，经一月再见者，土瓜根散主之。

（《金匮要略·妇人杂病脉证并治》）

9. 下瘀血汤

【组成】

大黄二两　桃仁二十枚　䗪虫二十枚（熬，去足）

【用法】

上三味，末之，炼蜜合为四丸，以酒一升，煎一丸，取八合，顿服之，新血下如豚肝。

【功效主治】

祛瘀活血，泻下通经。主治产妇瘀阻腹痛等。

【方歌】

脐中着痛瘀为殃，廿粒桃仁三两黄，

更有䗪虫二十个，酒煎大下亦何伤。

（《金匮方歌括》）

【原文】

产妇腹痛，法当以枳实芍药散，假令不愈者，此为腹中有干血着脐下，宜下瘀血汤主之。亦主经水不利。

（《金匮要略·妇人产后病脉证治》）

10.大乌头煎

【组成】

乌头大者五枚（熬，去皮，不㕮咀）

【用法】

上以水三升，煮取一升，去滓，内蜜二升，煎令水气尽，取二升，强人服七合，弱人服五合。不差，明日更服，不可一日再服。

【功效主治】

破积，散寒，止痛。主治寒疝。

【方歌】

沉紧而弦痛绕脐，白津厥逆冷凄凄，

乌头五个煮添蜜，顷刻颠危快挈提。

（《金匮方歌括》）

【原文】

腹痛，脉弦而紧，弦则卫气不行，即恶寒，紧则不欲食，邪正相搏，即为寒疝。绕脐痛，若发则白汗出，手足厥冷，其脉沉弦者，大乌头煎主之。

（《金匮要略·腹满寒疝宿食病脉证治》）

11. 大半夏汤

【组成】

半夏二升（洗完用）　人参三两　白蜜一升

【用法】

上三味，以水一斗二升，和蜜扬之二百四十遍，煮取二升半，温服一升，余分再服。

【功效主治】

补中降逆。主治膈间寒痰胃反呕吐。

【方歌】

从来胃反责冲乘，半夏二升蜜一升，

三两人参劳水煮，纳冲养液有奇能。

（《金匮方歌括》）

【原文】

胃反呕吐者，大半夏汤主之。

（《金匮要略·呕吐哕下利病脉证治》）

12.大青龙汤

【组成】

麻黄六两（去节） 桂枝二两（去皮） 甘草二两
（炙） 杏仁四十枚（去皮、尖） 生姜三两（切） 大枣十枚
（擘） 石膏如鸡子大（碎）

【用法】

上七味，以水九升，先煮麻黄，减二升，去上沫，内诸
药，煮取三升，去滓，温服一升，取微似汗。汗出多者，温
粉粉之。一服汗者，停后服。若复服，汗多亡阳，遂虚，恶
风烦躁，不得眠也。

【功效主治】

发汗解表，兼清郁热。主治太阳伤寒兼阳郁内热证。

【方歌】

二两桂甘三两姜，膏如鸡子六麻黄，

枣枚十二五十杏，无汗烦而且躁方。

（《长沙方歌括》）

【原文】

1.太阳中风，脉浮紧，发热恶寒，身疼痛，不汗出而烦
躁者，大青龙汤主之。若脉微弱，汗出恶风者，不可服之。
服之则厥逆，筋惕肉𥆧，此为逆也。

（《伤寒论·辨太阳病脉证并治中》）

2.伤寒脉浮缓，身不疼，但重，乍有轻时，无少阴证
者，大青龙汤发之。

（《伤寒论·辨太阳病脉证并治中》）

3.病溢饮者，当发其汗，大青龙汤主之，小青龙汤亦主之。

13.大建中汤

【组成】

蜀椒二合（去汗） 干姜四两 人参二两

【用法】

上三味，以水四升，煮取二升，去滓，内胶饴一升，微火煎取一升半，分温再服。如一炊顷，可饮粥二升，后更服，当一日食糜，温覆之。

【功效主治】

温中补虚，缓急止痛。主治中阳衰弱，阴寒内盛之脘腹剧痛证。

【方歌】

痛呕食难属大寒，腹冲头足触之难，

干姜四两椒二合，参二饴升食粥安。

（《金匮方歌括》）

【原文】

心胸中大寒痛，呕不能饮食，腹中寒，上冲皮起，出见有头足，上下痛而不可触近，大建中汤主之。

（《金匮要略·腹满寒疝宿食病脉证治》）

14.大承气汤

【组成】

大黄四两（酒洗） 厚朴半斤（炙，去皮） 枳实五枚
（炙） 芒硝三合

【用法】

上四味，以水一斗，先煮二物，取五升，去滓，内大
黄，更煮取二升，去滓，内芒硝，更上微火一两沸，分温再
服，得下，余勿服。

【功效主治】

峻下热结。主治阳明腑实证。

【方歌】

大黄四两朴半斤，枳五硝三急下云，

枳朴先熬黄后入，去滓硝入火微熏。

（《长沙方歌括》）

【原文】

1.阳明病，脉迟，虽汗出不恶寒者，其身必重，短气，
腹满而喘，有潮热者，此外欲解，可攻里也。手足濈然汗出
者，此大便已硬也，大承气汤主之。若汗多，微发热恶寒者，
外未解也（一法与桂枝汤），其热不潮，未可与承气汤。若腹
大满不通者，可与小承气汤，微和胃气，勿令至大泄下。

（《伤寒论·辨阳明病脉证并治》）

2.伤寒若吐若下后不解，不大便五六日，上至十余日，
日晡所发潮热，不恶寒，独语如见鬼状。若剧者，发则不识

人，循衣摸床，惕而不安（一云顺衣妄撮，怵惕不安），微喘直视，脉弦者生，涩者死。微者，但发热谵语者，大承气汤主之。若一服利，则止后服。

（《伤寒论·辨阳明病脉证并治》）

3. 阳明病，谵语，有潮热，反不能食者，胃中必有燥屎五六枚也。若能食者，但硬耳，宜大承气汤下之。

（《伤寒论·辨阳明病脉证并治》）

4. 汗（一作卧）出谵语者，以有燥屎在胃中，此为风也，须下之，过经乃可下之。下之若早，语言必乱，以表虚里实故也。下之愈，宜大承气汤。

（《伤寒论·辨阳明病脉证并治》）

5. 二阳并病，太阳证罢，但发潮热，手足漐漐汗出，大便难而谵语者，下之则愈，宜大承气汤。

（《伤寒论·辨阳明病脉证并治》）

6. 阳明病，下之，心中懊憹而烦，胃中有燥屎者可攻。腹微满，初头硬，后必溏，不可攻之。若有燥屎者，宜大承气汤。

（《伤寒论·辨阳明病脉证并治》）

7. 病人烦热，汗出则解，又如疟状，日晡所发热者，属阳明也。脉实者，宜下之；脉浮虚者，宜发汗。下之与大承气汤，发汗宜桂枝汤。

（《伤寒论·辨阳明病脉证并治》）

8. 大下后，六七日不大便，烦不解，腹满痛者，此有燥屎也。所以然者，本有宿食故也，宜大承气汤。

（《伤寒论·辨阳明病脉证并治》）

9. 病人小便不利，大便乍难乍易，时有微热，喘冒（一作怫郁）不能卧者，有燥屎也，宜大承气汤。

（《伤寒论·辨阳明病脉证并治》）

10. 得病二三日，脉弱，无太阳柴胡证，烦躁，心下硬，至四五日，虽能食，以小承气汤少少与，微和之，令小安，至六日，与承气汤一升。若不大便六七日，小便少者，虽不能食（一云不大便），但初头硬，后必溏，未定成硬，攻之必溏。须小便利，屎定硬，乃可攻之，宜大承气汤。

（《伤寒论·辨阳明病脉证并治》）

11. 阳明病，发热汗多者，急下之，宜大承气汤。

（《伤寒论·辨阳明病脉证并治》）

12. 发汗不解，腹满痛者，急下之，宜大承气汤。

（《伤寒论·辨阳明病脉证并治》）

13. 腹满不减，减不足言，当须下之，宜大承气汤。

（《伤寒论·辨阳明病脉证并治》）

14. 阳明少阳合病，必下利，其脉不负者，为顺也。负者，失也，互相克贼，名为负也。脉滑而数者，有宿食也，当下之，宜大承气汤。

（《伤寒论·辨阳明病脉证并治》）

15. 少阴病，得之二三日，口燥咽干者，急下之，宜大承气汤。

（《伤寒论·辨少阴病脉证并治》）

16. 少阴病，自利清水，色纯青，心下必痛，口干燥者，可下之，宜大承气汤（一云大柴胡汤）。

（《伤寒论·辨少阴病脉证并治》）

17.少阴病，六七日，腹胀不大便者，急下之，宜大承气汤。

（《伤寒论·辨少阴病脉证并治》）

18.下利，三部脉皆平，按之心下硬者，急下之，宜大承气汤。

（《金匮要略·呕吐哕下利病脉证治》）

19.下利，脉迟而滑者，实也。利未欲止，当下之，宜大承气汤。

（《金匮要略·呕吐哕下利病脉证治》）

20.寸口脉浮而大，按之反涩，尺中亦微而涩，故知有宿食，当下之，宜大承气汤。

（《伤寒论·辨可下病脉证并治》）

21.下利，不欲食者，以有宿食也，当宜下之，宜大承气汤。

（《伤寒论·辨可下病脉证并治》）

22.下利已差，至其年月日复发者，以病不尽故也，当下之，宜大承气汤。

（《金匮要略·呕吐哕下利病脉证治》）

23.下利，脉反滑者，当有所去，下乃愈，宜大承气汤。

（《金匮要略·呕吐哕下利病脉证治》）

24.病腹中满痛者，此为实也，当下之，宜大承气汤。

（《伤寒论·辨可下病脉证并治》）

25.脉双弦而迟者，必心下硬。脉大而紧者，阳中有阴也，可以下之，宜大承气汤。

（《伤寒论·辨可下病脉证并治》）

26. 痉为病（一本痉字上有刚字），胸满口噤，卧不着席，脚挛急，必龂齿，可与大承气汤。

（《金匮要略·痉湿暍病脉证治》）

27. 脉数而滑者实也，此有宿食，下之愈，宜大承气汤。

（《金匮要略·腹满寒疝宿食病脉证治》）

28. 下利不欲食者，有宿食也，当下之，宜大承气汤。

（《金匮要略·腹满寒疝宿食病脉证治》）

29. 产后七八日，无太阳证，少腹坚痛，此恶露不尽，不大便，烦躁发热，切脉微实，再倍发热，日晡时烦躁者，不食，食则谵语，至夜即愈，宜大承气汤主之。热在里，结在膀胱也。

（《金匮要略·妇人产后病脉证治》）

30. 伤寒六七日，目中不了了，晴不和，无表里证，大便难，身微热者，此为实也，急下之，宜大承气汤。

（《伤寒论·辨阳明病脉证并治》）

15. 大柴胡汤

【组成】

柴胡半斤　黄芩三两　芍药三两　半夏半升（洗）　生姜五两（切）　枳实四枚（炙）　大枣十二枚（擘）

【用法】

上七味，以水一斗二升，煮取六升，去滓再煎，温服一升，日三服。一方加大黄二两。若不加，恐不为大柴胡汤。

【功效主治】

和解少阳，内泄热结。主治少阳阳明合病。

【方歌】

八柴四枳五生姜，芩芍三分二大黄，

半夏半升十二枣，少阳实证下之良。

（《长沙方歌括》）

【原文】

1. 太阳病，过经十余日，反二三下之，后四五日，柴胡证仍在者，先与小柴胡。呕不止，心下急，郁郁微烦者，为未解也，与大柴胡汤，下之则愈。

（《伤寒论·辨太阳病脉证并治中》）

2. 伤寒发热，汗出不解，心下痞硬，呕吐而下利者，大柴胡汤主之。

（《伤寒论·辨发汗后病脉证并治》）

3. 伤寒后，脉沉。沉者，内实也，下之解，宜大柴胡汤。

（《伤寒论·辨不可下病脉证并治》）

4. 按之心下满痛者，此为实也，当下之，宜大柴胡汤。

（《金匮要略·腹满寒疝宿食病脉证治》）

16. 大陷胸丸

【组成】

大黄半斤　葶苈半升（熬）　芒硝半升　杏仁半升（去皮、尖，熬黑）

【用法】

上四味，捣筛二味，内杏仁、芒硝，合研如脂，和散，取如弹丸一枚，别捣甘遂末一钱匕，白蜜二合，水二升，煮取一升，温顿服之，一宿乃下，如不下，更服，取下为效，禁如药法。

【功效主治】

泄热逐水。主治热实结胸证。

【方歌】

大陷胸丸法最超，半升葶苈杏硝调，

项强如痉君须记，八两大黄取急消。

（《长沙方歌括》）

【原文】

病发于阳，而反下之，热入因作结胸；病发于阴，而反下之，因作痞也。所以成结胸者，以下之太早故也。结胸者，项亦强，如柔痉状，下之则和，宜大陷胸丸。

（《伤寒论·辨太阳病脉证并治下》）

17.大陷胸汤

【组成】

大黄六两（去皮）　芒硝一升　甘遂一钱匕

【用法】

上三味，以水六升，先煮大黄，取二升，去滓，内芒硝，煮一两沸，内甘遂末，温服一升，得快利止后服。

【功效主治】

泄热逐水。主治大结胸证。

【方歌】

一钱甘遂一升硝，六两大黄力颇饶，

日晡热潮腹痛满，胸前结聚此方消。

（《长沙方歌括》）

【原文】

1.太阳病，脉浮而动数，浮则为风，数则为热，动则为痛，数则为虚。头痛发热，微盗汗出，而反恶寒者，表未解也。医反下之，动数变迟，膈内拒痛（一云头痛即眩），胃中空虚，客气动膈，短气躁烦，心中懊憹，阳气内陷，心下因硬，则为结胸，大陷胸汤主之。若不结胸，但头汗出，余处无汗，剂颈而还，小便不利，身必发黄。

（《伤寒论·辨太阳病脉证并治下》）

2.伤寒六七日，结胸热实，脉沉而紧，心下痛，按之石硬者，大陷胸汤主之。

（《伤寒论·辨太阳病脉证并治下》）

3.伤寒十余日，热结在里，复往来寒热者，与大柴胡汤。但结胸，无大热者，此为水结在胸胁也。但头微汗出者，大陷胸汤主之。

（《伤寒论·辨太阳病脉证并治下》）

4.太阳病，重发汗而复下之，不大便五六日，舌上燥而渴，日晡所小有潮热（一云日晡所发心胸大烦），从心下至少腹硬满，而痛不可近者，大陷胸汤主之。

（《伤寒论·辨太阳病脉证并治下》）

18.大黄甘草汤

【组成】

大黄四两　甘草一两

【用法】

上二味，以水三升，煮取一升，分温再服。

【功效主治】

通腑泄热，和胃止呕。主治食已即吐者。

【方歌】

食方未久吐相随，两热冲来自不支，

四两大黄二两草，上从下取法神奇。

(《金匮方歌括》)

【原文】

食已即吐者，大黄甘草汤主之。

(《金匮要略·呕吐哕下利病脉证治》)

19.大黄甘遂汤

【组成】

大黄四两　甘遂二两　阿胶二两

【用法】

上三味，以水三升，煮取一升，顿服之，其血当下。

【功效主治】

破瘀逐水，养血扶正。主治妇人水血俱结血室。

【方歌】

小腹敦形小水难，水同瘀血两弥漫，

大黄四两遂胶二，须服瘀行病自安。

（《金匮方歌括》）

【原文】

妇人少腹满如敦状，小便微难而不渴，生后者，此为水与血并结在血室也，大黄甘遂汤主之。

（《金匮要略·妇人杂病脉证并治》）

20. 大黄牡丹汤

【组成】

大黄四两　牡丹一两　桃仁五十个　瓜子半升　芒硝三合

【用法】

上五味，以水六升，煮取一升，去滓，内芒硝，再煎沸，顿服之，有脓当下，如无脓，当下血。

【功效主治】

泻热破结，散结消肿。主治肠痈。

【方歌】

肿居少腹大肠痈，黄四牡丹一两从，

瓜子半升桃五十，芒硝三合泄肠脓。

（《金匮方歌括》）

【原文】

肠痈者，少腹肿痞，按之即痛如淋，小便自调，时时发热，自汗出，复恶寒，其脉迟紧者，脓未成，可下之，当有血。脉洪数者，脓已成，不可下也，大黄牡丹汤主之。

（《金匮要略·疮痈肠痈浸淫病脉证并治》）

21.大黄附子汤

【组成】

大黄三两　附子三枚（炮）　细辛二两

【用法】

上三味，以水五升，煮取二升，分温三服；若强人煮取二升半，分温三服。服后如人行四五里，进一服。

【功效主治】

温里散寒，通便止痛。主治阳虚寒结，腹胁疼痛证。

【方歌】

胁下偏疼脉紧弦，若非温下恐迁延，

大黄三两三枚附，二两细辛可补天。

（《金匮方歌括》）

【原文】

胁下偏痛，发热，其脉紧弦，此寒也，以温药下之，宜大黄附子汤。

（《金匮要略·腹满寒疝宿食病脉证治》）

22.大黄黄连泻心汤

【组成】

大黄二两　黄连一两

【用法】

上二味，以麻沸汤二升渍之，须臾绞去滓，分温再服。

【功效主治】

泻热消痞。主治热痞证。

【方歌】

痞证分歧辨向趋，关浮心痞按之濡，

大黄二两黄连一，麻沸汤调病缓驱。

（《长沙方歌括》）

【原文】

1.心下痞，按之濡，其脉关上浮者，大黄黄连泻心汤主之。

（《伤寒论·辨太阳病脉证并治下》）

2.伤寒大下后，复发汗，心下痞，恶寒者，表未解也。不可攻痞，当先解表，表解乃可攻痞。解表宜桂枝汤，攻痞宜大黄黄连泻心汤。

（《伤寒论·辨发汗吐下后病脉证并治》）

23.大黄硝石汤

【组成】

大黄　黄柏　硝石各四两　栀子十五枚

【用法】

上四味，以水六升，煮取二升，去滓，内硝，更煮取一升，顿服。

【功效主治】

清热通便，利湿退黄。主治黄疸病热盛里实。

【方歌】

自汗屎难腹满时，表和里实贵随宜，

硝黄四两柏同数，十五枚栀任指麾。

（《金匮方歌括》）

【原文】

黄疸腹满，小便不利而赤，自汗出，此为表和里实，当下之，宜大黄硝石汤。

（《金匮要略·黄疸病脉证并治》）

24.大黄䗪虫丸

【组成】

大黄十分（蒸）　黄芩二两　甘草三两　桃仁一升　杏仁一升　芍药四两　干地黄十两　干漆一两　虻虫一升　水蛭百枚　蛴螬一升　䗪虫半升

【用法】

上十二味，末之，炼蜜和丸小豆大，酒饮服五丸，日三服。

【功效主治】

活血消癥，祛瘀生新。主治虚劳干血证。

【方歌】

干血致劳穷源委，缓中补虚治大旨，

蟅蛭百个蟅半升，桃杏虻虫一升止，

一两干漆十地黄，更用大黄十分已，

三甘四芍二黄芩，五劳要证须用此，

此方世医勿惊疑，起死回生大可恃。

（《金匮方歌括》）

【原文】

五劳虚极羸瘦，腹满不能饮食，食伤、忧伤、饮伤、房室伤、饥伤、劳伤、经络营卫气伤，内有干血，肌肤甲错，两目黯黑，缓中补虚，大黄蟅虫丸主之。

（《金匮要略·血痹虚劳病脉证并治》）

25. 小半夏加茯苓汤

【组成】

半夏一升　生姜半斤　茯苓三两（一法四两）

【用法】

上三味，以水七升，煮取一升五合，分温再服。

【功效主治】

和胃止呕，引水下行。主治饮邪致呕兼悸眩。

【方歌】

呕吐悸眩痞又呈，四苓升夏八姜烹，

膈间有水金针度，淡渗而辛得病情。

(《金匮方歌括》)

【原文】

1.卒呕吐，心下痞，膈间有水，眩悸者，小半夏加茯苓汤主之。

(《金匮要略·痰饮咳嗽病脉证并治》)

2.先渴后呕，为水停心下，此属饮家，小半夏加茯苓汤主之。

(《金匮要略·痰饮咳嗽病脉证并治》)

26.小半夏汤

【组成】

半夏一升　生姜半斤

【用法】

上二味，以水七升，煮取一升半，分温再服。

【功效主治】

化痰散饮，和胃降逆。主治痰饮呕吐。

【方歌】

呕家见渴饮当除，不渴应知支饮居，

半夏一升姜八两，源头探得病根锄。

(《金匮方歌括》)

【原文】

1.呕家本渴，渴者为欲解；今反不渴，心下有支饮故也，小半夏汤主之。

（《金匮要略·痰饮咳嗽病脉证并治》）

2.黄疸病，小便色不变，欲自利，腹满而喘，不可除热，热除必哕，哕者，小半夏汤主之。

（《金匮要略·黄疸病脉证并治》）

3.诸呕吐，谷不得下者，小半夏汤主之。

（《金匮要略·呕吐哕下利病脉证治》）

27.小青龙加石膏汤

【组成】

麻黄　芍药　桂枝　细辛　甘草　干姜各三两　五味子　半夏各半升　石膏二两

【用法】

上九味，以水一斗，先煮麻黄，去上沫，内诸药，煮取三升。强人服一升，羸者减之，日三服，小儿服四合。

【功效主治】

祛风寒，宣肺气，清痰热。主治肺胀，心下有水气。

【方歌】

小龙分两照原方，二两膏加仔细详，

水饮得温方可散，欲除烦躁藉辛凉。

（《金匮方歌括》）

【原文】

肺胀，咳而上气，烦躁而喘，脉浮者，心下有水，小青龙加石膏汤主之。

（《金匮要略·肺痿肺痈咳嗽上气病脉证并治》）

28.小青龙汤

【组成】

麻黄三两（去节） 芍药三两 五味子半升 干姜三两 甘草三两（炙） 桂枝三两（去皮） 半夏半升（洗） 细辛三两

【用法】

上八味，以水一斗，先煮麻黄，减二升，去上沫，内诸药，煮取三升，去滓，温服一升。

【功效主治】

解表散寒，温肺化饮。主治太阳伤寒兼水饮内停证。

【方歌】

桂麻姜芍草辛三，夏味半升记要谙，

表不解兮心下水，咳而发热句中探。

（《长沙方歌括》）

【原文】

1.伤寒表不解，心下有水气，干呕发热而咳，或渴，或利，或噎，或小便不利，少腹满，或喘者，小青龙汤主之。

（《伤寒论·辨太阳病脉证并治中》）

2.伤寒，心下有水气，咳而微喘，发热不渴。服汤已渴者，此寒去欲解也。小青龙汤主之。

（《伤寒论·辨太阳病脉证并治中》）

3.病溢饮者，当发其汗，大青龙汤主之，小青龙汤亦主之。（《金匮要略·痰饮咳嗽病脉证并治》）

4.妇人吐涎沫，医反下之，心下即痞，当先治其吐涎沫，小青龙汤主之。涎沫止，乃治痞，泻心汤主之。

（《金匮要略·妇人杂病脉证并治》）

29. 小建中汤

【组成】

桂枝三两（去皮） 甘草二两（炙） 大枣十二枚（擘） 芍药六两 生姜三两（切） 胶饴一升

【用法】

上六味，以水七升，煮取三升，去滓，内饴，更上微火消解，温服一升，日三服。呕家不可用建中汤，以甜故也。

【功效主治】

温中补虚，和里缓急。主治中焦虚寒，肝脾不和证。

【方歌】

建中即是桂枝汤，倍芍加饴绝妙方，

饴取一升六两芍，悸烦腹痛有奇长。

（《长沙方歌括》）

【原文】

1.伤寒，阳脉涩，阴脉弦，法当腹中急痛，先与小建中汤，不差者，小柴胡汤主之。

2. 伤寒二三日，心中悸而烦者，小建中汤主之。

3. 虚劳里急，悸，衄，腹中痛，梦失精，四肢酸疼，手足烦热，咽干口燥，小建中汤主之。

（《金匮要略·血痹虚劳病脉证并治》）

4. 男子黄，小便自利，当与虚劳小建中汤。

（《金匮要略·黄疸病脉证并治》）

5. 妇人腹中痛，小建中汤主之。

（《金匮要略·妇人杂病脉证并治》）

30. 小承气汤

【组成】

大黄四两（酒洗） 厚朴二两（炙，去皮） 枳实三枚（大者，炙）

【用法】

上三味，以水四升，煮取一升二合，去滓，分温二服。初服汤当更衣，不尔者，尽饮之，若更衣者，勿服之。

【功效主治】

轻下热结。主治阳阳明腑实轻证。

【方歌】

朴二枳三四两黄，小承微结好商量，

长沙下法分轻重，妙在同煎切勿忘。

（《长沙方歌括》）

【原文】

1.阳明病，潮热，大便微硬者，可与大承气汤；不硬者，不可与之。若不大便六七日，恐有燥屎，欲知之法，少与小承气汤，汤入腹中，转矢气者，此有燥屎，乃可攻之。若不转矢气者，此但初头硬，后必溏，不可攻之，攻之必胀满不能食也。欲饮水者，与水则哕。其后发热者，必大便复硬而少也，以小承气汤和之。不转矢气者，慎不可攻也，小承气汤。

（《伤寒论·辨阳明病脉证并治》）

2.阳明病，其人多汗，以津液外出，胃中燥，大便必硬，硬则谵语，小承气汤主之。若一服谵语止，更莫复服。

（《伤寒论·辨阳明病脉证并治》）

3.阳明病，谵语发潮热，脉滑而疾者，小承气汤主之。因与承气汤一升，腹中转矢气者，更服一升，若不转矢气，勿更与之。明日不大便，脉反微涩者，里虚也，为难治，不可更与承气汤也。

（《伤寒论·辨阳明病脉证并治》）

4.太阳病，若吐若下若发汗后，微烦，小便数，大便因硬者，与小承气汤和之。

（《伤寒论·辨阳明病脉证并治》）

5.下利谵语者，有燥屎也，宜小承气汤。

（《伤寒论·辨厥阴病脉证并治》）

31. 小柴胡汤

【组成】

柴胡半斤　黄芩三两　人参三两　甘草三两（炙）　半夏半升（洗）　生姜三两（切）　大枣十二枚（擘）

【用法】

上七味，以水一斗二升，煮取六升，去滓，再煎取三升，温服一升，日三服。

后加减法：若胸中烦而不呕者，去半夏、人参，加栝蒌实一枚。若渴者，去半夏，加人参，合前成四两半，栝蒌根四两。若腹中痛者，去黄芩，加芍药三两。若胁下痞硬，去大枣，加牡蛎四两。若心下悸，小便不利者，去黄芩，加茯苓四两。若不渴，外有微热者，去人参，加桂三两，温覆取微汗愈。若咳者，去人参、大枣、生姜，加五味子半升，干姜二两。

【功效主治】

和解少阳。主治伤寒少阳证。

【方歌】

柴胡八两少阳凭，枣十二枚夏半升，

三两姜参芩与草，去滓重煮有奇能。

（《长沙方歌括》）

【原文】

1. 伤寒五六日中风，往来寒热，胸胁苦满，嘿嘿不欲饮食，心烦喜呕，或胸中烦而不呕，或渴，或腹中痛，或胁下痞硬，或心下悸，小便不利，或不渴，身有微热，或咳者，与小柴胡汤主之。

（《伤寒论·辨太阳病脉证并治中》）

2. 血弱气尽，腠理开，邪气因入，与正气相搏，结于胁下，正邪分争，往来寒热，休作有时，嘿嘿不欲饮食，藏府相连，其痛必下，邪高痛下，故使呕也，小柴胡汤主之。服柴胡汤已，渴者，属阳明，以法治之。

（《伤寒论·辨太阳病脉证并治中》）

3. 得病六七日，脉迟浮弱，恶风寒，手足温，医二三下之，不能食，而胁下满痛，面目及身黄，颈项强，小便难者，与柴胡汤，后必下重；本渴饮水而呕者，柴胡汤不中与也，食谷者哕。

（《伤寒论·辨太阳病脉证并治中》）

4. 伤寒四五日，身热恶风，颈项强，胁下满，手足温而渴者，小柴胡汤主之。

（《伤寒论·辨太阳病脉证并治中》）

5. 伤寒，阳脉涩，阴脉弦，法当腹中急痛，先与小建中汤，不差者，小柴胡汤主之。

（《伤寒论·辨太阳病脉证并治中》）

6. 伤寒中风，有柴胡证，但见一证便是，不必悉具。凡柴胡汤病证而下之，若柴胡证不罢者，复与柴胡汤，必蒸蒸而振，却复发热汗出而解。

（《伤寒论·辨太阳病脉证并治中》）

7. 妇人中风，七八日续得寒热，发作有时，经水适断者，此为热入血室，其血必结，故使如疟状，发作有时，小柴胡汤主之。

（《伤寒论·辨太阳病脉证并治下》）

8.伤寒五六日，头汗出，微恶寒，手足冷，心下满，口不欲食，大便硬，脉细者，此为阳微结，必有表，复有里也，脉沉亦在里也。汗出为阳微，假令纯阴结，不得复有外证，悉入在里，此为半在里半在外也。脉虽沉紧，不得为少阴病。所以然者，阴不得有汗，今头汗出，故知非少阴也，可与小柴胡汤。设不了了者，得屎而解。

（《伤寒论·辨太阳病脉证并治下》）

9.阳明病，发潮热，大便溏，小便自可，胸胁满不去者，与小柴胡汤。

（《伤寒论·辨阳明病脉证并治》）

10.阳明病，胁下硬满，不大便而呕，舌上白胎者，可与小柴胡汤。上焦得通，津液得下，胃气因和，身濈然汗出而解。

（《伤寒论·辨阳明病脉证并治》）

11.阳明中风，脉弦浮大而短气，腹都满，胁下及心痛，久按之，气不通，鼻干不得汗，嗜卧，一身及目悉黄，小便难，有潮热，时时哕，耳前后肿，刺之小差，外不解，病过十日，脉续浮者，与小柴胡汤。

（《伤寒论·辨阳明病脉证并治》）

12.本太阳病不解，转入少阳者，胁下硬满，干呕不能食，往来寒热，尚未吐下，脉沉紧者，与小柴胡汤。

（《伤寒论·辨少阳病脉证并治》）

13.呕而发热者，小柴胡汤主之。

（《伤寒论·辨厥阴病脉证并治》）

14. 伤寒差以后，更发热，小柴胡汤主之。脉浮者，以汗解之，脉沉实者，以下解之。

（《伤寒论·辨阴阳易差后劳复病脉证并治》）

32. 小陷胸汤

【组成】

黄连一两　半夏半升（洗）　栝楼实大者一个

【用法】

上三味，以水六升，先煮栝楼，取三升，去滓，内诸药，煮取二升，去滓，分温三服。

【功效主治】

清热化痰，宽胸散结。主治痰热互结之结胸证。

【方歌】

按而始痛病犹轻，脉结凝邪心下成，

夏取半升连一两，栝楼整个要先烹。

（《长沙方歌括》）

【原文】

小结胸病，正在心下，按之则痛，脉浮滑者，小陷胸汤主之。

（《伤寒论·辨太阳病脉证并治下》）

33.王不留行散

【组成】

王不留行十分（八月八日采） 蒴藋细叶十分（七月七日采） 桑东南根白皮十分（三月三日采） 甘草十八分 川椒三分（除目及闭口者，去汗） 黄芩二分 干姜二分 芍药 厚朴各二分

【用法】

上九味，桑根皮以上三味，烧灰存性，勿令灰过，各别杵筛，合治之为散，服方寸匕，小疮即粉之，大疮但服之。产后亦可服。如风寒，桑东根勿取之。前三物，皆阴干百日。

【功效主治】

止血通脉，续断敛伤，疏利血气。主治金疮。

【方歌】

金疮诹采不留行，桑蒴同行十分明，

芩朴芍姜均二分，三椒十八草相成。

（《金匮方歌括》）

【原文】

病金疮，王不留行散主之。

（《金匮要略·疮痈肠痈浸淫病脉证并治》）

34. 天雄散

【组成】

天雄三两（炮）　白术八两　桂枝六两　龙骨三两

【用法】

上四味，杵为散，酒服半钱匕，日三服，不知，稍增之。

【功效主治】

温阳摄精。主治阳虚失精。

【方歌】

阴精不固本之阳，龙骨天雄三两匡，

六两桂枝八两术，酒调钱匕日三尝。

（《金匮方歌括》）

35. 木防己去石膏加茯苓芒硝汤

【组成】

木防己二两　桂枝二两　人参四两　芒硝三合　茯苓四两

【用法】

上五味，以水六升，煮取二升，去滓，内芒硝，再微煎，分温再服，微利则愈。

【功效主治】

行水化饮，散结消痞，补虚清热。主治膈间阳郁饮邪证。

【方歌】

四两苓加不用膏，芒硝三合展奇韬，

气行复聚知为实，以软磨坚自不劳。

（《金匮方歌括》）

【原文】

膈间支饮，其人喘满，心下痞坚，面色黧黑，其脉沉紧，得之数十日，医吐下之不愈，木防己汤主之。虚者即愈，实者三日复发，复与不愈者，宜木防己汤去石膏加茯苓芒硝汤主之。

（《金匮要略·痰饮咳嗽病脉证并治》）

36. 木防己汤

【组成】

木防己三两　石膏十二枚（如鸡子大）　桂枝二两　人参四两

【用法】

上四味，以水六升，煮取二升，分温再服。

【功效主治】

行水散结，补虚清热。主治心下停饮，郁而化热，痰阻滞经络痹证。

【方歌】

喘满痞坚面色黧，己三桂二四参施，

膏枚两个如鸡子，辛苦寒温各适宜。

（《金匮方歌括》）

【原文】

膈间支饮，其人喘满，心下痞坚，面色黧黑，其脉沉紧，得之数十日，医吐下之不愈，木防己汤主之。虚者即愈，实者三日复发，复与不愈者，宜木防己汤去石膏加茯苓芒硝汤主之。

（《金匮要略·痰饮咳嗽病脉证并治》）

37.五苓散

【组成】

猪苓十八铢（去皮）　泽泻一两六铢　茯苓十八铢　桂枝半两（去皮）　白术十八铢

【用法】

上五味，捣为散，以白饮和服方寸匕，日三服，多饮暖水，汗出愈。如法将息。

【功效主治】

利水渗湿，温阳化气。主治水饮致痞证。

【方歌】

猪术茯苓十八铢，泽宜一两六铢符，

桂枝半两磨调服，暖水频吞汗出苏。

（《长沙方歌括》）

【原文】

1.太阳病，发汗后，大汗出，胃中干，烦躁不得眠，欲得饮水者，少少与饮之，令胃气和则愈。若脉浮，小便不利，微热消渴者，五苓散主之。

（《伤寒论·辨太阳病脉证并治中》）

2. 发汗已，脉浮数，烦渴者，五苓散主之。

（《伤寒论·辨太阳病脉证并治中》）

3. 中风发热，六七日不解而烦，有表里证，渴欲饮水，水入则吐者，名曰水逆。五苓散主之。

（《伤寒论·辨太阳病脉证并治中》）

4. 太阳病，寸缓关浮尺弱，其人发热汗出，复恶寒，不呕，但心下痞者，此以医下之也。如其不下者，病人不恶寒而渴者，此转属阳明也。小便数者，大便必硬，不更衣十日，无所苦也。渴欲饮水，少少与之，但以法救之。渴者，宜五苓散。

（《伤寒论·辨阳明病脉证并治》）

5. 霍乱，头痛发热，身疼痛，热多欲饮水者，五苓散主之；寒多不用水者，理中丸主之。

（《伤寒论·辨霍乱病脉证并治》）

6. 脉浮，小便不利，微热消渴者，利小便，发汗，五苓散主之。

（《伤寒论·辨可发汗病脉证并治》）

7. 本以下之，故心下痞，与泻心汤。痞不解，其人渴而口燥烦，小便不利者，五苓散主之。

（《伤寒论·辨发汗吐下后病脉证并治》）

8. 假令瘦人，脐下有悸，吐涎沫而癫眩，此水也，五苓散主之。

（《金匮要略·痰饮咳嗽病脉证并治》）

9. 发汗已，脉浮数烦渴者，五苓散主之。

（《伤寒论·辨太阳病脉证并治中》）

38. 升麻鳖甲汤

【组成】

升麻二两　当归一两　蜀椒一两（炒去汗）　甘草二两　雄黄半两（研）　鳖甲手指大一片（炙）

【用法】

上六味，以水四升，煮取一升，顿服之，老少再服，取汗。《肘后》《千金方》阳毒用升麻汤，无鳖甲有桂；阴毒用甘草汤，无雄黄。

【功效主治】

凉血解毒，活血化瘀。主治阳毒病。

【方歌】

赤斑咽痛毒为阳，鳖甲周围一指量，

半两雄黄升二两，椒归一两草同行。

（《金匮方歌括》）

【原文】

阳毒之为病，面赤斑斑如锦纹，咽喉痛，唾脓血，五日可治，七日不可治，升麻鳖甲汤主之。阴毒之为病，面目青，身痛如被杖，咽喉痛，五日可治，七日不可治，升麻鳖甲汤去雄黄蜀椒主之。

（《金匮要略·百合狐惑阴阳毒病脉证治》）

39. 风引汤

【组成】

大黄 干姜 龙骨各四两 桂枝三两 甘草 牡蛎各二两 寒水石 滑石 赤石脂 白石脂 紫石英 石膏各六两

【用法】

上十二味，杵，粗筛。以韦囊盛之，取三指撮，井花水三升，煮三沸，温服一升。治大人风引，少小惊痫瘛疭，日数十发，医所不疗，除热方。巢氏云：脚气宜风引汤。

【功效主治】

除热癫痫。主治阳热内盛，风邪内动。

【方歌】

四两大黄二牡甘，龙姜四两桂枝三，

滑寒赤白紫膏六，瘫痫诸风个里探。

（《金匮方歌括》）

【原文】

风引汤，除热瘫痫。

（《金匮要略·中风历节病脉证并治》）

40. 乌头汤

【组成】

麻黄 芍药 黄芪各三两 甘草三两（炙） 川乌五枚（㕮咀，以蜜二升，煎取一升，即出乌头）

【用法】

上五味，㕮咀四味，以水三升，煮取一升，去滓，内蜜煎中，更煎之，服七合。不知，尽服之。

【功效主治】

温经散寒，除湿宣痹。主治寒湿痹阻关节证。

【方歌】

历节疼来不屈伸，或加脚气痛维均，

芍芪麻草皆三两，五粒乌头煮蜜匀。

(《金匮方歌括》)

【原文】

1.病历节，不可屈伸，疼痛，乌头汤主之。

(《金匮要略·中风历节病脉证并治》)

2.乌头汤方，治脚气疼痛，不可屈伸。

(《金匮要略·中风历节病脉证并治》)

41.乌头赤石脂丸

【组成】

蜀椒一两（一法二分）　乌头一分（炮）　附子半两（炮）（一法一分）　干姜一两（一法一分）　赤石脂一两（一法二分）

【用法】

上五味，末之，蜜丸如梧子大，先食服一丸，日三服。不知，稍加服。

【功效主治】

逐寒止痛。主治心痛彻背，背痛彻心，阳气衰微，阴寒极盛证。

【方歌】

彻背彻胸痛不休，阳光欲熄实堪忧，

乌头一分五钱附，赤石椒姜一两求。

（《金匮方歌括》）

【原文】

心痛彻背，背痛彻心，乌头赤石脂丸主之。

（《金匮要略·胸痹心痛短气病脉证治》）

42. 乌头桂枝汤

【组成】

乌头五枚

【用法】

上一味，以蜜二斤，煎减半，去滓，以桂枝汤五合解之，得一升后，初服二合，不知，即服三合，又不知，复加至五合。其知者，如醉状，得吐者，为中病。

【功效主治】

温中逐寒，解肌散邪。主治表里俱寒，腹痛身痛。

【方歌】

腹痛身疼肢不仁，药攻刺灸治非真，

桂枝汤照原方煮，蜜煮乌头合用神。

（《金匮方歌括》）

【原文】

寒疝腹中痛，逆冷，手足不仁，若身疼痛，灸刺诸药不能治，抵当乌头桂枝汤主之。

（《金匮要略·腹满寒疝宿食病脉证治》）

43. 乌梅丸

【组成】

乌梅三百枚　细辛六两　干姜十两　黄连十六两　当归四两　附子六两（炮，去皮）　蜀椒四两（出汗）　桂枝六两（去皮）　人参六两　黄柏六两

【用法】

上十味，异捣筛，合治之，以苦酒渍乌梅一宿，去核，蒸之五斗米下，饭熟捣成泥，和药令相得，内臼中，与蜜杵二千下，丸如梧桐子大，先食饮服十丸，日三服，稍加至二十丸，禁生冷、滑物、臭食等。

【功效主治】

温脏安蛔。主治蛔厥证。

【方歌】

六两柏参桂附辛，黄连十六厥阴遵，

归椒四两梅三百，十两干姜记要真。

（《长沙方歌括》）

【原文】

1. 伤寒脉微而厥，至七八日肤冷，其人躁，无暂安时者，此为脏厥，非为蛔厥也。蛔厥者，其人当吐蛔。令病者

静，而复时烦者，此为脏寒。蛔上入其膈，故烦，须臾复止，得食而呕，又烦者，蛔闻食臭出，其人常自吐蛔。蛔厥者，乌梅丸主之。又主久利方。

（《伤寒论·辨厥阴病脉证并治》）

2. 蛔厥者，当吐蛔，今病者静而复时烦，此为藏寒，蛔上入膈，故烦，须臾复止，得食而呕，又烦者，蛔闻食臭出，其人当自吐蛔。蛔厥者，乌梅丸主之。

（《金匮要略·趺蹶手指臂肿转筋阴狐疝蛔虫病脉证治》）

44. 文蛤汤

【组成】

文蛤五两　麻黄三两　甘草三两　生姜三两　石膏五两　杏仁五十枚　大枣十二枚

【用法】

上七味，以水六升，煮取二升，温服一升，汗出即愈。

【功效主治】

清热邪，和胃气。主治吐后贪饮，饮热互结。

【方歌】

吐而贪饮证宜详，文蛤石膏五两量，

十二枣枚杏五十，麻甘三两等生姜。

（《金匮方歌括》）

【原文】

吐后渴欲得水而贪饮者，文蛤汤主之，兼主微风，脉紧头痛。

（《金匮要略·呕吐哕下利病脉证治》）

45.文蛤散

【组成】

文蛤五两

【用法】

上一味，杵为散，以沸汤五合，和服方寸匕。

【功效主治】

清热润下，生津止渴。主治渴欲饮水不止。

【方歌】

水渍原逾汗法门，肉中粟起更增烦，

意中思水还无渴，文蛤磨调药不繁。

(《金匮方歌括》)

【原文】

1.渴欲饮水不止者，文蛤散主之。

(《金匮要略·消渴小便不利淋病脉证并治》)

2.病在阳，应以汗解之，反以冷水潠之，若灌之，其热被劫不得去，弥更益烦，肉上粟起，意欲饮水，反不渴者，服文蛤散；若不差者，与五苓散。寒实结胸，无热证者，与三物小陷胸汤，白散亦可服（一云三物小白散）。

(《伤寒论·辨太阳病脉证并治下》)

46.甘麦大枣汤

【组成】

甘草三两　小麦一升　大枣十枚

【用法】

上三味，以水六升，煮取三升，温分三服。亦补脾气。

【功效主治】

养心安神，和中缓急。主治脏躁。

【方歌】

妇从脏躁欲悲伤，如有神灵太息长，

小麦一升三两草，十枚大枣力相当。

(《金匮方歌括》)

【原文】

妇人脏躁，喜悲伤欲哭，像如神灵所作，数欠伸，甘麦大枣汤主之。

(《金匮要略·妇人杂病脉证并治》)

47.甘草干姜汤

【组成】

甘草四两（炙）　干姜二两

【用法】

上二味，以水三升，煮取一升五合，去滓，分温再服。

【功效主治】

益气和中，温中复阳，温肺暖胃。主治伤寒兼阴阳两虚误汗之厥逆，咽中干，烦躁，吐逆。

【方歌】

心烦脚急理须明，攻表误行厥便成，

二两炮姜甘草四，热因寒用奏功宏。

（《长沙方歌括》）

【原文】

1.伤寒脉浮，自汗出，小便数，心烦，微恶寒，脚挛急，反与桂枝，欲攻其表，此误也，得之便厥。咽中干，烦躁，吐逆者，作甘草干姜汤与之，以复其阳。若厥愈足温者，更作芍药甘草汤与之，其脚即伸；若胃气不和谵语者，少与调胃承气汤；若重发汗，复加烧针者，四逆汤主之。

（《伤寒论·辨太阳病脉证并治上》）

2.肺痿吐涎沫而不咳者，其人不渴，必遗尿，小便数，所以然者，以上虚不能制下故也。此为肺中冷，必眩，多涎唾，甘草干姜汤以温之。若服汤已渴者，属消渴。

（《金匮要略·肺痿肺痈咳嗽上气病脉证并治》）

48.甘草干姜茯苓白术汤

【组成】

甘草二两　白术二两　干姜四两　茯苓四两

【用法】

上四味，以水五升，煮取三升，分温三服，腰中即温。

【功效主治】

温脾胜湿。主治寒湿下侵之肾著。

【方歌】

腰冷溶溶坐水泉，腹中如带五千钱，

术甘二两姜苓四，寒湿同驱岂偶然。

（《金匮方歌括》）

【原文】

肾著之病，其人身体重，腰中冷，如坐水中，形如水状，反不渴，小便自利，饮食如故，病属下焦，身劳汗出，衣（一作表）里冷湿。久久得之，腰以下冷痛，腹重如带五千钱，甘姜苓术汤主之。

（《金匮要略·五脏风寒积聚病脉证并治》）

49.甘草汤

【组成】

甘草二两

【用法】

上一味，以水三升，煮取一升半，去滓，温服七合，日二服。

【功效主治】

清热利咽。主治少阴客热咽痛证。

【方歌】

甘草名汤咽痛求，方教二两不多收，

后人只认中焦药，谁识少阴主治忧。

（《长沙方歌括》）

【原文】

少阴病，二三日，咽痛者，可与甘草汤，不差，与桔梗汤。

（《伤寒论·辨少阴病脉证并治》）

50.甘草附子汤

【组成】

甘草二两（炙）　白术二两　附子二枚（炮，破，去皮）　桂枝四两（去皮）

【用法】

上四味，以水六升，煮取三升，去滓，温服一升，日三服。初服得微汗则解，能食，汗止复烦者，将服五合。恐一升多者，宜服六七合为始。

【功效主治】

暖肌补中，益精气。主治表里阳气俱虚，寒湿偏盛证。

【方歌】

术附甘兮二两平，桂枝四两亦须明，

方中主药推甘草，风湿同驱要缓行。

（《长沙方歌括》）

【原文】

风湿相搏，骨节疼烦，掣痛不得伸屈，近之则痛剧，汗出短气，小便不利，恶风不欲去衣，或身微肿者，甘草附子汤主之。

（《伤寒论·辨太阳病脉证并治下》）

51. 甘草泻心汤

【组成】

甘草四两（炙）　黄芩三两　干姜三两　半夏半升
（洗）　大枣十二枚（擘）　黄连一两

【用法】

上六味，以水一斗，煮取六升，去滓，再煎取三升，温
服一升，日三服。

【功效主治】

和胃补中，降逆消痞。主治胃气虚痞利俱盛证。

【方歌】

下余痞作腹雷鸣，甘四姜芩三两平，

一两黄连半升夏，枣枚十二效同烹。

（《长沙方歌括》）

伤寒甘草泻心汤，却妙增参三两匡，

彼治痞成下利甚，此医狐惑探源方。

（《金匮方歌括》）

【原文】

1. 伤寒中风，医反下之，其人下利日数十行，谷不化，
腹中雷鸣，心下痞硬而满，干呕心烦不得安，医见心下痞，
谓病不尽，复下之，其痞益甚，此非结热，但以胃中虚，客
气上逆，故使硬也，甘草泻心汤主之。

（《伤寒论·辨太阳病脉证并治下》）

2. 狐惑之为病，状如伤寒，默默欲眠，目不得闭，卧起

不安，蚀于喉为惑，蚀于阴为狐，不欲饮食，恶闻食臭，其面目乍赤、乍黑、乍白。蚀于上部则声喝（一作嘎），甘草泻心汤主之。

（《金匮要略·百合狐惑阴阳毒病脉证治》）

52.甘草粉蜜汤

【组成】

甘草二两　粉一两　蜜四两

【用法】

上三味，以水三升，先煮甘草，取二升，去滓，内粉、蜜，搅令和，煎如薄粥，温服一升，差即止。

【功效主治】

安蛔止痛，解毒和胃。主治蛔虫病。

【方歌】

蛔虫心痛吐涎多，毒药频攻痛不瘥，

一粉二甘四两蜜，煮分先后取融和。

（《金匮方歌括》）

【原文】

蛔虫之为病，令人吐涎，心痛，发作有时，毒药不止，甘草粉蜜汤主之。

（《金匮要略·趺蹶手指臂肿转筋阴狐疝蛔虫病脉证治》）

53. 甘草麻黄汤

【组成】

甘草二两　麻黄四两

【用法】

上二味，以水五升，先煮麻黄，去上沫，内甘草，煮取三升，温服一升，重覆汗出，不汗，再服。慎风寒。

【功效主治】

宣散水气。主治皮水证。

【方歌】

里水原来自内生，一身面目肿黄呈，

甘须二两麻黄四，气到因知水自行。

(《金匮方歌括》)

【原文】

里水，越婢加术汤主之，甘草麻黄汤亦主之。

(《金匮要略·水气病脉证并治》)

54. 甘遂半夏汤

【组成】

甘遂（大者）三枚　半夏十二枚（以水一升，煮取半升，去滓）　芍药五枚　甘草如指大一枚（炙）

【用法】

上四味，以水二升，煮取半升，去滓，以蜜半升，合药汁煎取八合，顿服之。

【功效主治】

化痰逐饮。主治水饮欲去证。

【方歌】

满从利减续还来，甘遂三枚芍五枚，

十二枚夏指大草，水煎加蜜法双该。

（《金匮方歌括》）

【原文】

病者脉伏，其人欲自利，利反快，虽利，心下续坚满，此为留饮欲去故也，甘遂半夏汤主之。

（《金匮要略·痰饮咳嗽病脉证并治》）

55.四时加减柴胡饮子

【组成】

柴胡八分　白术八分　大腹槟榔（并皮子用）四枚　陈皮五分　生姜五分　桔梗七分

【用法】

上各㕮咀，分为三帖，一帖以水三升，煮取二升，分温三服。如人行四五里，进一服。如四体壅，添甘草少许，每帖分作三小帖，每小帖以水一升，煮取七合，温服。再合滓为一服，重煮，都成四服。

【功效主治】

补虚退热。主治五脏虚热。

【方歌】

冬月柴胡术槟榔，生姜桔梗陈皮添，

春月加枳减白术，夏月枳草姜量增，

秋月加陈三分全。

【原文】

退五脏虚热，四时加减柴胡饮子方。

（《金匮要略·杂疗方》）

56.四逆加人参汤

【组成】

甘草二两（炙）　干姜一两半　附子一枚（生用，去皮，破八片）　人参一两

【用法】

上四味，以水三升，煮取一升二合，去滓，分温再服。

【功效主治】

回阳救逆，益气生津。主治霍乱亡阳脱液证。

【方歌】

四逆原方主救阳，加参一两救阴方，

利虽已止知亡血，须取中焦变化乡。

（《长沙方歌括》）

【原文】

恶寒，脉微而复利，利止亡血也，四逆加人参汤主之。

（《伤寒论·辨霍乱病脉证并治》）

57.四逆汤

【组成】

甘草二两（炙）　干姜一两半　附子一枚（生用，去皮，

破八片）

【用法】

上三昧，以水三升，煮取一升二合，去滓，分温再服。
强人可大附子一枚，干姜三两。

【功效主治】

回阳救逆。主治少阴病，心肾阳衰寒厥证。

【方歌】

生附一枚两半姜，草须二两少阴方，

建功姜附如良将，将将从容藉草匡。

（《长沙方歌括》）

【原文】

1.伤寒脉浮，自汗出，小便数，心烦，微恶寒，脚挛
急，反与桂枝，欲攻其表，此误也，得之便厥。咽中干，烦
躁，吐逆者，作甘草干姜汤与之，以复其阳。若厥愈、足
温者，更作芍药甘草汤与之，其脚即伸。若胃气不和，谵
语者，少与调胃承气汤。若重发汗，复加烧针者，四逆汤
主之。

（《伤寒论·辨太阳病脉证并治上》）

2.伤寒，医下之，续得下利，清谷不止，身疼痛者，急
当救里；后身疼痛，清便自调者，急当救表。救里宜四逆
汤，救表宜桂枝汤。

（《伤寒论·辨太阳病脉证并治中》）

3.病发热头痛，脉反沉，若不差，身体疼痛，当救其
里。宜四逆汤。

（《伤寒论·辨太阳病脉证并治中》）

4.脉浮而迟，表热里寒，下利清谷者，四逆汤主之。

（《伤寒论·辨阳明病脉证并治》）

5.少阴病，脉沉者，急温之，宜四逆汤。

（《伤寒论·辨少阴病脉证并治》）

6.大汗，若大下利，而厥冷者，四逆汤主之。

（《伤寒论·辨少阴病脉证并治》）

7.吐利汗出，发热恶寒，四肢拘急，手足厥冷者，四逆汤主之。

（《伤寒论·辨霍乱病脉证并治》）

8.下利腹胀满，身体疼痛者，先温其里，乃攻其表。温里宜四逆汤，攻表宜桂枝汤。

（《伤寒论·辨可发汗病脉证并治》）

9.大汗，若大下而厥冷者，属四逆汤。

（《伤寒论·辨发汗吐下后病脉证并治》）

10.呕而脉弱，小便复利，身有微热，见厥者难治，四逆汤主之。

（《金匮要略·呕吐哕下利病脉证治》）

58.四逆散

【组成】

甘草（炙） 枳实（破，水渍，炙干） 柴胡 芍药

【用法】

上四味，各十分，捣筛，白饮和服方寸匕，日三服。咳者，加五味子、干姜各五分，并主下痢；悸者，加桂枝五

分；小便不利者，加茯苓五分；腹中痛者，加附子一枚，炮令坼；泄利下重者，先以水五升煮薤白三升，煮取三升，去滓，以散三方寸匕内汤中，煮取一升半，分温再服。

【功效主治】

透邪解郁，疏肝理脾。主治阳郁厥逆证。

【方歌】

枳甘柴芍数相均，热厥能回察所因，

白饮和匀方寸匕，阴阳顺接用斯神。

咳加五味与干姜，五分平行为正路，

下利之病照此加，辛温酸收两相顾。

悸者桂枝五分加，补养心虚为独步，

小便不利加茯苓，五分此方为法度。

腹中痛者里气寒，炮附一枚加勿误，

泄利下重阳郁求，薤白三升水煮具。

水用五升取三升，去薤内散寸匕数，

再煮一升有半成，分温两服法可悟。

（《长沙方歌括》）

【原文】

少阴病，四逆，其人或咳或悸，或小便不利，或腹中痛，或泄利下重者，四逆散主之。

（《伤寒论·辨少阴病脉证并治》）

59. 生姜半夏汤

【组成】

半夏半升　生姜汁一升

【用法】

上二味，以水三升，煮半夏，取二升，内生姜汁，煮取一升半，小冷，分四服，日三夜一服。止，停后服。

【功效主治】

和胃化饮，降逆止呕。主治寒饮搏结胸胃。

【方歌】

呕哕都非喘又非，彻心愦愦莫从违，

一升姜汁半升夏，分煮同煎妙入微。

（《金匮方歌括》）

【原文】

病人胸中似喘不端，似呕不呕，似哕不哕，彻心中愦愦然无奈者，生姜半夏汤主之。

（《金匮要略·呕吐哕下利病脉证治》）

60. 生姜泻心汤

【组成】

半夏半升（洗）　黄连一两　大枣（擘）十二枚　生姜（切）四两　甘草（炙）三两　人参三两　干姜一两　黄芩三两

【用法】

上八味，以水一斗，煮取六升，去滓，再煎取三升，温服一升，日三服。

【功效主治】

和胃消痞，宣散水气。主治胃虚不化水饮致痞证。

【方歌】

汗余痞证四生姜，芩草人参三两行，

一两干姜枣十二，一连半夏半升量。

(《长沙方歌括》)

【原文】

伤寒，汗出解之后，胃中不和，心下痞硬，干噫食臭，胁下有水气，腹中雷鸣下利者，生姜泻心汤主之。

(《伤寒论·辨太阳病脉证并治下》)

61. 白术附子汤

【组成】

白术二两　附子一枚半（炮，去皮）　甘草一两（炙）　生姜一两半（切）　大枣六枚（擘）

【用法】

上五味，以水三升，煮取一升，去滓，分温三服。一服觉身痹，半日许再服，三服都尽，其人如冒状，勿怪，即是术、附并走皮中，逐水气，未得除故耳。

【功效主治】

温阳通经，祛风除湿。主治表阳虚，湿邪滞留肌表证。

【方歌】

大便如硬小便通，脉涩虚浮湿胜风，

即用前方须去桂，术加四两有神功。

（《长沙方歌括》）

【原文】

伤寒八九日，风湿相搏，身体疼烦，不能自转侧，不呕，不渴，脉浮虚而涩者，桂枝附子汤主之。若其人大便硬，小便自利者，去桂加白术汤主之。

（《伤寒论·辨太阳病脉证并治下》）

62. 白术散

【组成】

白术四分　川芎四分　蜀椒三分（去汗）　牡蛎二分

【用法】

上四味，杵为散，酒服一钱匕，日三服，夜一服。但苦痛，加芍药；心下毒痛，倍加川芎；心烦吐痛，不能食饮，加细辛一两，半夏大者二十枚，服之后更以醋浆水服之；若呕，以醋浆水服之复不解者，小麦汁服之；已后渴者，大麦粥服之。病虽愈，服之勿置。

【功效主治】

健脾养胎，温中祛寒。主治脾虚寒湿证。

【方歌】

胎由土载术之功，养血相资妙有劳，

阴气上凌椒摄下，蛎潜龙性得真诠。

（《金匮方歌括》）

【原文】

妊娠养胎，白术散主之。

（《金匮要略·妇人妊娠病脉证并治》）

63. 白头翁加甘草阿胶汤

【组成】

白头翁　甘草　阿胶各二两　秦皮　黄连　柏皮各三两

【用法】

上六味，以水七升，煮取二升半，内胶，令消尽，分温三服。

【功效主治】

清热解毒，凉血止痢，养血滋阴。主治妇人产后下利虚极。

【方歌】

白头方见伤寒歌，二两阿胶甘草和，

产后利成虚已极，滋而且缓莫轻过。

（《金匮方歌括》）

【原文】

产后下利虚极，白头翁加甘草阿胶汤主之。

（《金匮要略·妇人产后病脉证治》）

64.白头翁汤

【组成】

白头翁二两　黄连　黄柏　秦皮各三两

【用法】

上四味，以水七升，煮取二升，去滓，温服一升，不愈，更服一升。

【功效主治】

清热解毒，凉血止痢。主治热毒痢疾。

【方歌】

三两黄连柏与秦，白头二两妙通神，

病缘热利时思水，下重难通此药真。

（《长沙方歌括》）

【原文】

1.热利下重者，白头翁汤主之。

（《伤寒论·辨厥阴病脉证并治》）

2.下利欲饮水者，以有热故也，白头翁汤主之。

（《伤寒论·辨厥阴病脉证并治》）

65.白虎加人参汤

【组成】

知母六两　石膏一斤（碎，绵裹）　甘草二两（炙）　粳米六合　人参三两

【用法】

上五味，以水一斗，煮米熟汤成，去滓，温服一升，日三服。

【功效主治】

气分热盛，气津两伤。主治阳明热盛，气津两伤证。

【方歌】

服桂渴烦大汗倾，液亡肌腠涸阳明，

膏斤知六参三两，二草六粳米熟成。

（《长沙方歌括》）

【原文】

1.服桂枝汤，大汗出后，大烦渴不解，脉洪大者，白虎加人参汤主之。

（《伤寒论·辨太阳病脉证并治上》）

2.伤寒若吐若下后，七八日不解，热结在里，表里俱热，时时恶风，大渴，舌上干燥而烦，欲饮水数升者，白虎加人参汤主之。

（《伤寒论·辨太阳病脉证并治下》）

3.若渴欲饮水，口干舌燥者，白虎加人参汤主之。

（《伤寒论·辨阳明病脉证并治》）

4.太阳中热者，暍是也。汗出恶寒，身热而渴，白虎加人参汤主之。

（《金匮要略·痉湿暍病脉证治》）

66. 白虎加桂枝汤

【组成】

知母六两　甘草二两（炙）　石膏一斤　粳米二合　桂枝（去皮）三两

【用法】

上锉，每五钱，水一盏半，煎至八分，去滓，温服，汗出愈。

【功效主治】

清热通络，和营卫。主治温疟，风湿热痹证。

【方歌】

白虎原汤论已详，桂加三两另名方，

无寒但热为温疟，骨节烦疼呕又妨。

（《金匮方歌括》）

【原文】

温疟者，其脉如平，身无寒但热，骨节疼烦，时呕，白虎加桂枝汤主之。

（《金匮要略·疟病脉证并治》）

67. 白虎汤

【组成】

知母六两　石膏一斤（碎）　甘草二两（炙）　粳米六合

【用法】

上四味，以水一斗，煮米熟，汤成，去滓。温服一升，日三服。

【功效主治】

清热生津。主治气分热盛证。

【方歌】

阳明白虎辨非难，难在阳邪背恶寒，

知六膏斤甘二两，米加六合服之安。

（《长沙方歌括》）

【原文】

1.伤寒，脉浮滑，此以表有热，里有寒，白虎汤主之。

（《伤寒论·辨太阳病脉证并治下》）

2.三阳合病，腹满身重，难以转侧，口不仁，面垢，谵语遗尿，发汗则谵语，下之则额上生汗，手足逆冷。若自汗出者，白虎汤主之。

（《伤寒论·辨阳明病脉证并治》）

3.伤寒，脉滑而厥者，里有热，白虎汤主之。

（《伤寒论·辨厥阴病脉证并治》）

68.白通加猪胆汁汤

【组成】

葱白四茎　干姜一两　附子一枚（生，去皮，破八片）　人尿五合　猪胆汁一合

【用法】

以上五味，以水三升，煮取一升，去滓，内胆汁、人尿，和令相得，分温再服，若无胆，亦可用。

【功效主治】

破阴回阳，宣通上下。主治少阴病阴盛戴阳服药格拒证。

【方歌】

葱白四茎一两姜，全枚生附白通汤，

脉微下利肢兼厥，干呕心烦尿胆襄。

(《长沙方歌括》)

【原文】

少阴病，下利脉微者，与白通汤。利不止，厥逆无脉，干呕烦者，白通汤加猪胆汁汤主之。服汤脉暴出者死，微续者生，白通加猪胆汁汤。

(《伤寒论·辨少阴病脉证并治》)

69. 白通汤

【组成】

葱白四茎　干姜一两　附子一枚（生，去皮，破八片）

【用法】

上三味，以水三升，煮取一升，去滓，分温再服。

【功效主治】

破阴回阳，宣通上下。主治少阴病阴盛戴阳证。

【方歌】

葱白四茎一两姜，全枚生附白通汤，

脉微下利肢兼厥，干呕心烦尿胆襄。

（《长沙方歌括》）

【原文】

1. 少阴病，下利，白通汤主之。

（《伤寒论·辨少阴病脉证并治》）

2. 少阴病，下利脉微者，与白通汤。

（《伤寒论·辨少阴病脉证并治》）

70. 白散

【组成】

桔梗三分　巴豆一分（去皮心，熬黑，研如脂）　贝

母三分

【用法】

上三味为散，内巴豆，更于臼中杵之，以白饮和服，强

人半钱匕，羸者减之。病在膈上必吐，在膈下必利，不利，

进热粥一杯，利过不止，进冷粥一杯。身热皮粟不解，欲引

衣自覆者，若以水以潠之、洗之，益令热却不得出，当汗而

不汗则烦。假令汗出已，腹中痛，与芍药三两如上法。

【功效主治】

温下逐水，化痰散结。主治寒实结胸证。

【方歌】

巴豆熬来研似脂，只须一分守成规，

更加桔贝均三分，寒实结胸细辨医。

（《长沙方歌括》）

【原文】

病在阳，应以汗解之，反以冷水潠之，若灌之，其热被劫不得去，弥更益烦，肉上粟起，意欲饮水，反不渴者，服文蛤散；若不差者，与五苓散。寒实结胸，无热证者，与三物小陷胸汤，白散亦可服（一云三物小白散）。

（《伤寒论·辨太阳病脉证并治下》）

71. 瓜蒂散

【组成】

瓜蒂一分（熬黄）　赤小豆一分

【用法】

上二味，各别捣筛，为散已，合治之，取一钱匕，以香豉一合，用热汤七合，煮作稀糜，去滓，取汁和散，温顿服之。不吐者，少少加，得快吐乃止。诸亡血虚家，不可与瓜蒂散。

【功效主治】

涌吐痰饮宿食。主治胸中痰实阻滞证。

【方歌】

病在胸中气分乖，咽喉息碍痞难排，

平行瓜豆还调豉，寸脉微浮涌吐佳。

（《长沙方歌括》）

【原文】

1.病如桂枝证，头不痛，项不强，寸脉微浮，胸中痞硬，气上冲喉咽，不得息者，此为胸有寒也。当吐之，宜瓜蒂散。

(《伤寒论·辨太阳病脉证并治下》)

2.病人手足厥冷，脉乍紧者，邪结在胸中，心中满而烦，饥不能食者，病在胸中，当须吐之，宜瓜蒂散。

(《伤寒论·辨厥阴病脉证并治》)

3.宿食在上脘，当吐之，宜瓜蒂散。

(《金匮要略·腹满寒疝宿食病脉证治》)

72.半夏干姜散

【组成】

半夏　干姜各等分

【用法】

上二味，杵为散，取方寸匕，浆水一升半，煎取七合，顿服之。

【功效主治】

温胃化阴止呕。主治中阳不足，寒饮内盛呕逆。

【方歌】

吐而干呕沫涎多，胃腑虚寒气不和，

姜夏等磨浆水煮，数方相类颇分科。

(《金匮方歌括》)

【原文】

干呕吐逆，吐涎沫，半夏干姜散主之。

（《金匮要略·呕吐哕下利病脉证治》）

73.半夏泻心汤

【组成】

半夏半升（洗）　黄芩　干姜　人参　甘草（炙）各三两　黄连一两　大枣十二枚（擘）

【用法】

上七味，以水一斗，煮取六升，去滓，再煎取三升，温服一升，日三服。

【功效主治】

寒热平调，散结除痞。主治寒热错杂之痞证。

【方歌】

三两姜参炙草芩，一连痞证呕多寻，

半升半夏枣十二，去滓重煎守古箴。

（《长沙方歌括》）

【原文】

1.伤寒五六日，呕而发热者，柴胡汤证具，而以他药下之，柴胡证仍在者，复与柴胡汤。此虽已下之，不为逆，必蒸蒸而振，却发热汗出而解。若心下满而硬痛者，此为结胸也，大陷胸汤主之。但满而不痛者，此为痞，柴胡不中与之，宜半夏泻心汤。

（《伤寒论·辨太阳病脉证并治下》）

2.呕而肠鸣，心下痞者，半夏泻心汤主之。

(《金匮要略·呕吐哕下利病脉证治》)

74.半夏厚朴汤

【组成】

半夏一升　厚朴三两　茯苓四两　生姜五两　干苏叶二两

【用法】

上五味，以水七升，煮取四升，分温四服，日三夜一服。

【功效主治】

行气散结，降逆化痰。主治梅核气。

【方歌】

状如炙脔贴咽中，却是痰凝气不通，

半夏一升茯四两，五姜三朴二苏攻。

(《金匮方歌括》)

【原文】

妇人咽中如有炙脔，半夏厚朴汤主之。

(《金匮要略·妇人杂病脉证并治》)

75.半夏麻黄丸

【组成】

半夏　麻黄等分

【用法】

上二味，末之，炼蜜和丸，小豆大，饮服三丸，日三服。

【功效主治】

温阳化饮，通阳止悸。主治水饮致悸。

【方歌】

心悸都缘饮气维，夏麻等分蜜丸医，

一升一降存其意，神化原来不可知。

（《金匮方歌括》）

【原文】

心下悸者，半夏麻黄丸主之。

（《金匮要略·惊悸吐衄下血胸满瘀血病脉证治》）

76. 半夏散及汤

【组成】

半夏（洗） 桂枝（去皮） 甘草（炙）

【用法】

上三味，等分，各别捣筛已，合治之，白饮和服方寸匕，日三服。若不能散服者，以水一升，煎七沸，内散两方寸匕，更煮三沸，下火，令小冷，少少咽之。半夏有毒，不当散服。

【功效主治】

涤痰开结，散寒止痛。主治少阴客寒咽痛证。

【方歌】

半夏桂甘等分施，散须寸匕饮调宜，

若煎少与当微冷，咽痛求枢法亦奇。

（《长沙方歌括》）

【原文】

少阴病，咽中痛，半夏散及汤主之。

（《伤寒论·辨少阴病脉证并治》）

77. 头风摩散

【组成】

大附子一枚（炮） 盐等分

【用法】

上二味，为散，沐了，以方寸匕，已摩疾上，令药力行。

【功效主治】

散风邪，温通血脉。主治头风。

【方歌】

头风偏痛治如何，附子和盐等分摩，

躯壳病生须外治，马膏桑引亦同科。

（《金匮方歌括》）

78. 芍药甘草汤

【组成】

白芍药四两　甘草四两（炙）

【用法】

上二味，以水三升，煮取一升五合，去滓。分温再服之。

【功效主治】

调和肝脾，缓急止痛。主治伤寒兼阴阳两虚误汗之脚挛急。

【方歌】

芍甘四两各相均，两脚拘挛病在筋，

阳旦误投热气烁，苦甘相济实时伸。

（《长沙方歌括》）

【原文】

伤寒脉浮，自汗出，小便数，心烦，微恶寒，脚挛急，反与桂枝汤，欲攻其表，此误也，得之便厥。咽中干，烦躁，吐逆者，作甘草干姜汤与之，以复其阳。若厥愈、足温者，更作芍药甘草汤与之，其脚即伸。若胃气不和，谵语者，少与调胃承气汤。若重发汗，复加烧针者，四逆汤主之。

（《伤寒论·辨太阳病脉证并治上》）

79.芍药甘草附子汤

【组成】

芍药三两　甘草三两（炙）　附子一枚（炮，去皮，破八片）

【用法】

上三味，以水五升，煮取一升五合，去滓，分温三服。

【功效主治】

复阳益阴。主治汗后阴阳两虚证。

【方歌】

一枚附子胜灵丹，甘芍平行三两看，

汗后恶寒虚故也，经方秘旨孰能攒。

（《长沙方歌括》）

【原文】

发汗，病不解，反恶寒者，虚故也，芍药甘草附子汤主之。

（《伤寒论·辨太阳病脉证并治中》）

80.芎归胶艾汤

【组成】

川芎二两　阿胶二两　甘草二两　艾叶三两　当归三两　芍药四两　干地黄四两

【用法】

上七味，以水五升，清酒三升，合煮，取三升，去滓，内胶，令消尽，温服一升，日三服，不差更作。

【功效主治】

补血调经，安胎止痛。主治妇人冲任虚损。

【方歌】

妊娠腹满阻胎胞，二两芎䓖草与胶，

归艾各三芍四两，地黄六两去枝梢。

（《金匮方歌括》）

【原文】

妇人有漏下者，有半产后因续下血都不绝者，有妊娠下血者。假令妊娠腹中痛，为胞阻，胶艾汤主之。

（《金匮要略·妇人妊娠病脉证并治》）

81.百合地黄汤

【组成】

百合七枚（擘） 生地黄汁一升

【用法】

上以水洗百合，渍一宿，当白沫出，去其水，更以泉水二升，煎取一升，去滓，内地黄汁，煎取一升五合，分温再服。中病，勿更服，大便当如漆。

【功效主治】

养阴清热，补益心肺。主治百合病之心肺阴虚内热证。

不经汗下吐诸伤，形但如初守太阳，

地汁一升百合七，阴柔最是化阳刚。

(《金匮方歌括》)

【原文】

百合病不经吐、下、发汗，病形如初者，百合地黄汤主之。

(《金匮要略·百合狐惑阴阳毒病脉证治》)

82. 百合鸡子汤

【组成】

百合七枚（擘） 鸡子黄一枚

【用法】

上先以水洗百合，渍一宿，当白沫出，去其水，更以泉水二升，煎取一升，去滓，内鸡子黄，搅匀，煎五合，温服。

【功效主治】

清滋心肺，益阴养血。主治百合病之心肺虚热证。

【方歌】

不应议吐吐伤中，必仗阴精上奉功，

百合七枚洗去沫，鸡黄后入搅浑融。

(《金匮方歌括》)

【原文】

百合病吐之后者，用百合鸡子汤方主之。

（《金匮要略·百合狐惑阴阳毒病脉证治》）

83.百合知母汤

【组成】

百合七枚（擘） 知母三两（切）

【用法】

上先以水洗百合，渍一宿，当白沫出，去其水，更以泉水二升，煎取一升，去滓；别以泉水二升煎知母，取一升，去滓，后会和煎，取一升五合，分温再服。

【功效主治】

补虚清热，养阴润燥。主治百合病误汗伤阴证。

【方歌】

病非应汗汗伤阴，知母当遵三两箴，

渍去沫涎七百合，别煎泉水是金针。

（《金匮方歌括》）

【原文】

百合病发汗后者，百合知母汤主之。

（《金匮要略·百合狐惑阴阳毒病脉证治》）

84.百合洗方

【组成】

百合一升

【用法】

上以百合一升，以水一斗，渍之一宿，以洗身。洗已，食煮饼，勿以盐豉也。

【功效主治】

清热滋阴润燥。主治心肺阴虚内热证。

【方歌】

月周不解渴因成，邪热流连肺不清，

百合一升水一斗，洗身食饼不和羹。

（《金匮方歌括》）

【原文】

百合病一月不解，变成渴者，百合洗方主之。

（《金匮要略·百合狐惑阴阳毒病脉证治》）

85.百合滑石散

【组成】

百合一两（炙） 滑石三两

【用法】

上为散，饮服方寸匕，日三服，当微利者，止服，热则除。

【功效主治】

滋利心肺，清热利尿。主治百合病变发热者。

【方歌】

前此寒无热亦无，变成发热热堪虞，

清疏滑石宜三两，百合烘筛一两需。

（《金匮方歌括》）

【原文】

百合病变发热者（一作发寒热），百合滑石散主之。

（《金匮要略·百合狐惑阴阳毒病脉证治》）

86.当归贝母苦参丸

【组成】

当归　贝母　苦参各四两

【用法】

上三味，末之，炼蜜丸如小豆大，饮服三丸，加至十丸。

【功效主治】

养血润燥，清热除湿。主治妊娠血虚热郁小便难。

【方歌】

饮食如常小便难，妊娠郁热液因干，

苦参四两同归贝，饮服三丸至十丸。

（《金匮方歌括》）

【原文】

妊娠小便难，饮食如故，当归贝母苦参丸主之。

（《金匮要略·妇人妊娠病脉证并治》）

87.当归四逆汤

【组成】

当归三两　桂枝三两（去皮）　芍药三两　细辛三

两　大枣二十五个（擘）　通草二两　甘草二两（炙）

【用法】

上七味，以水八升，煮取三升，去滓，温服一升，日三服。

【功效主治】

温经散寒，养血通脉。主治血虚寒厥证。

【方歌】

三两辛归桂芍行，枣须廿五脉重生，

甘通二两能回厥，寒入吴萸姜酒烹。

（《长沙方歌括》）

【原文】

1.手足厥寒，脉细欲绝者，当归四逆汤主之。

（《伤寒论·辨厥阴病脉证并治》）

2.若其人内有久寒者，宜当归四逆加吴茱萸生姜汤主之。

（《伤寒论·辨厥阴病脉证并治》）

3.下利脉大者，虚也，以其强下之故也。设脉浮革，固尔肠鸣者，属当归四逆汤。

（《伤寒论·辨不可下病脉证并治》）

88.当归生姜羊肉汤

【组成】

当归三两　生姜五两　羊肉一斤

【用法】

上三味，以水八升，煮取三升，温服七合，日三服。若寒多者加生姜成一斤；痛多而呕者，加橘皮二两，白术一两。加生姜者，亦加水五升，煮取三升二合，服之。

【功效主治】

温中补虚，祛寒止痛。主治血虚内寒腹痛。

【方歌】

腹痛胁痛急不堪，羊斤姜五并归三，

于今豆蔻香砂法，可笑依盲授指南，

寒多增到一斤姜，痛呕宜加橘术商，

术用一分橘二两，祛痰止呕补中方。

（《金匮方歌括》）

【原文】

1.寒疝腹中痛，及胁痛里急者，当归生姜羊肉汤主之。

（《金匮要略·腹满寒疝宿食病脉证治》）

2.产后腹中疼痛，当归生姜羊肉汤主之，并治腹中寒疝虚劳不足。

（《金匮要略·妇人产后病脉证治》）

89. 当归芍药散

【组成】

当归三两　芍药一斤　茯苓四两　白术四两　泽泻半斤　川芎半斤（一作三两）

【用法】

上六味，杵为散，取方寸匕，酒和，日三服。

【功效主治】

养血调肝，健脾利湿。主治妇人肝脾不调腹中诸痛。

【方歌】

妊娠疠痛势绵绵，三两归芎润且宣，

芍药一斤泽减半，术苓四两妙盘旋。

(《金匮方歌括》)

【原文】

1. 妇人怀娠，腹中疠痛，当归芍药散主之。

(《金匮要略·妇人妊娠病脉证并治》)

2. 妇人腹中诸疾痛，当归芍药散主之。

(《金匮要略·妇人杂病脉证并治》)

90. 当归建中汤

【组成】

当归四两　桂枝三两　芍药六两　生姜三两　甘草二两　大枣十二枚

【用法】

上六味，以水一斗，煮取三升，分温三服，一日令尽。若大虚，加饴糖六两，汤成内之，于火上暖令饴消，若去血过多，崩伤内衄不止，加地黄六两、阿胶二两，合八味，汤成内阿胶。若无当归，以芎䓖代之；若无生姜，以干姜代之。

【功效主治】

温补气血，缓急止痛。主治妇人一切血气虚损。

【方歌】

补中方用建中汤，四两当归祛瘀良，

产后虚羸诸不足，调营止痛补劳伤。

（《金匮方歌括》）

【原文】

《千金》内补当归建中汤，治妇人产后虚羸不足，腹中刺痛不止，吸吸少气，或苦少腹中急，摩痛引腰痛，不能食饮，产后一月，日得服四五剂为善。令人强壮，宜。

（《金匮要略·妇人产后病脉证治》）

91. 当归散

【组成】

当归　黄芩　芍药　川芎各一斤　白术半斤

【用法】

上五味，杵为散，酒饮服方寸匕，日再服。妊娠常服即易产，胎无疾苦，产后百病悉主之。

【功效主治】

养血健脾，清热安胎。主治胎动不安。

【方歌】

万物原来自土生，土中涵湿遂生生，

一斤芎芍归滋血，八术斤芩大化成。

（《金匮方歌括》）

妇人妊娠，宜常服当归散主之。

（《金匮要略·妇人妊娠病脉证并治》）

92. 竹叶石膏汤

【组成】

竹叶二把　石膏一斤　半夏半升（洗）　麦门冬一升
（去心）　人参二两　甘草二两（炙）　粳米半斤

【用法】

上七味，以水一斗，煮取六升，去滓，内粳米，煮米
熟，汤成去米，温服一升，日三服。

【功效主治】

清热生津，益气和胃。主治病后余热未清，气津两
伤证。

【方歌】

三参二草一斤膏，病后虚羸呕逆叨，

粳夏半升叶二把，麦冬还配一升熬。

（《长沙方歌括》）

【原文】

伤寒解后，虚羸少气，气逆欲吐者，竹叶石膏汤主之。

（《伤寒论·辨阴阳易差后劳复病脉证并治》）

93.竹叶汤

【组成】

竹叶一把　葛根三两　防风　桔梗　桂枝　人参　甘草各一两　附子一枚（炮）　大枣十五枚　生姜五两

【用法】

上十味，以水一斗，煮取二升半，分温三服，温覆使汗出。颈项强，用大附子一枚，破之如豆大，煎药扬去沫。呕者加半夏半升，洗。

【功效主治】

清胃降逆，健脾和中。主治产后中风兼阳虚。

【方歌】

喘热头疼面正红，一防桔桂草参同，

葛三姜五附枚一，枣十五枚竹把充。

（《金匮方歌括》）

【原文】

产后中风发热，面正赤，喘而头痛，竹叶汤主之。

（《金匮要略·妇人产后病脉证治》）

94.竹皮大丸

【组成】

生竹茹二分　石膏二分　桂枝一分　甘草七分　白薇一分

【用法】

上五味，末之，枣肉和丸，弹子大，以饮服一丸，日三夜二服。有热者，倍白薇；烦喘者，加柏实一分。

【功效主治】

清热止呕，安中益气。主治妇人产后虚热烦呕。

【方歌】

呕而烦乱乳中虚，二分石膏与竹茹，

薇桂一兮草七分，枣丸饮服效徐徐。

（《金匮方歌括》）

【原文】

妇人乳中虚，烦乱呕逆，安中益气，竹皮大丸主之。

（《金匮要略·妇人产后病脉证治》）

95.防己地黄汤

【组成】

防己一分　桂枝三分　防风三分　甘草二分

【用法】

上四味，以酒一杯，浸之一宿，绞取汁。生地黄二斤，㕮咀，蒸之如斗米饭久，以铜器盛其汁，更绞地黄汁，和分再服。

【功效主治】

滋阴凉血，祛风通络。主治风入心经，阴虚血热证。

【方歌】

妄行独语病如狂，一分己甘三桂防，

杯酒淋来取清汁，二斤蒸地绞和尝。

（《金匮方歌括》）

【原文】

防己地黄汤，治病如狂状，妄行，独语不休，无寒热，其脉浮。

（《金匮要略·中风历节病脉证并治》）

96.防己茯苓汤

【组成】

防己三两　黄芪三两　桂枝三两　茯苓六两　甘草二两

【用法】

上五味，以水六升，煮取二升，分温三服。

【功效主治】

益气健脾，温阳利水。主治皮水。

【方歌】

四肢聂聂动无休，皮水情形以此求，

己桂芪三草二两，茯苓六两砥中流。

（《金匮方歌括》）

【原文】

皮水为病，四肢肿，水气在皮肤中，四肢聂聂动者，防己茯苓汤主之。

（《金匮要略·水气病脉证并治》）

97.防己黄芪汤

【组成】

防己一两　黄芪（去芦）一两一分　白术七钱半　甘草半两（炙）

【用法】

上锉麻豆大，每服五钱匕，生姜四片，枣一枚，水盏半，煎取八分，去滓，温服，良久再服。

【功效主治】

益气祛风，健脾利水。主治表虚不固之风水或风湿证。

【方歌】

身重脉浮汗恶风，七钱半铢五甘通，

己芪一两磨分服，四片生姜一枣充。

喘者再入五分麻，胃不和兮芍药加，

三分分字去声读，七钱五分今不差，

寒取细辛气冲桂，俱照三分效可夸。

(《金匮方歌括》)

【原文】

风水，脉浮身重，汗出恶风者，防己黄芪汤主之。腹痛者加芍药。

(《金匮要略·水气病脉证并治》)

98.防己椒目葶苈大黄丸

【组成】

防己　椒目　葶苈（熬）　大黄各一两

【用法】

上四味，末之，蜜丸如梧子大，先食饮服一丸，日三服，稍增，口中有津液。渴者加芒硝半两。

【功效主治】

泻热逐水，通利二便。主治肠间饮聚成实证。

【方歌】

肠中有水口带干，腹里为肠按部观，

椒己苈黄皆一两，蜜丸饮服日三餐。

（《金匮方歌括》）

【原文】

腹满，口舌干燥，此肠间有水气，己椒苈黄丸主之。

（《金匮要略·痰饮咳嗽病脉证并治》）

99.红蓝花酒

【组成】

红蓝花一两

【用法】

上一味，以酒一大升，煎减半，顿服一半。未止，再服。

【功效主治】

行血散瘀止痛。主治妇人气滞血瘀腹痛。

【方歌】

六十二风义未详，腹中刺痛势彷徨，

治风先要行其血，一两蓝花酒煮尝。

(《金匮方歌括》)

【原文】

妇人六十二种风，及腹中血气刺痛，红蓝花酒主之。

(《金匮要略·妇人杂病脉证并治》)

100. 麦门冬汤

【组成】

麦门冬七升　半夏一升　人参二两　甘草二两　粳米三合　大枣十二枚

【用法】

上六味，以水一斗二升，煮取六升，温服一升，日三夜一服。

【功效主治】

滋养肺胃，降逆下气。主治虚热肺痿证。

【方歌】

火逆原来气上冲，一升半夏七升冬，

参甘二两粳三合，枣十二枚是正宗。

(《金匮方歌括》)

【原文】

火逆上气，咽喉不利，止逆下气者，麦门冬汤主之。

（《金匮要略·肺痿肺痈咳嗽上气病脉证并治》）

101. 赤小豆当归散

【组成】

赤小豆三升（浸令芽出，曝干） 当归三两

【用法】

上二味，杵为散，浆水服方寸匕，日三服。

【功效主治】

清热利湿，和营解毒。主治湿热便血。

【方歌】

眼眦赤黑变多般，小豆生芽曝令干，

豆取三升归十分，杵调浆水日三餐。

（《金匮方歌括》）

【原文】

病者脉数，无热，微烦，默默但欲卧，汗出，初得之三四日，目赤如鸠眼，七八日，目四眦黑者。若能食者，脓已成也，赤小豆当归散主之。

（《金匮要略·百合狐惑阴阳毒病脉证治》）

102.赤丸

【组成】

茯苓四两　乌头二两（炮）　半夏四两（洗）（一方用桂）　细辛一两（《千金》作人参）

【用法】

上四味，末之，内真朱为色，炼蜜丸如麻子大，先食酒饮下三丸，日再夜一服，不知，稍增之，以知为度。

【功效主治】

逐寒散饮，通阳和中。主治寒气厥逆证。

【方歌】

寒而厥逆孰为珍，四两夏苓一两辛，

中有乌头二两炮，蜜丸朱色妙通神。

（《金匮方歌括》）

【原文】

寒气厥逆，赤丸主之。

（《金匮要略·腹满寒疝宿食病脉证治》）

103.赤石脂禹余粮汤

【组成】

赤石脂一斤（碎）　太一禹余粮一斤（碎）

【用法】

上二味，以水六升，煮取二升，去滓，分温三服。

【功效主治】

收敛固脱，涩肠止泻。主治下元不固之久泻不止、滑脱不禁证。

【方歌】

赤石余粮各一斤，下焦下利此汤欣，

理中不应宜斯法，炉底填来得所闻。

（《长沙方歌括》）

【原文】

伤寒服汤药，下利不止，心下痞硬，服泻心汤已，复以他药下之，利不止，医以理中与之，利益甚。理中者，理中焦，此利在下焦，赤石脂禹余粮汤主之。复利不止者，当利其小便。

（《伤寒论·辨太阳病脉证并治下》）

104. 吴茱萸汤

【组成】

吴茱萸一升（洗）　人参三两　生姜六两（切）　大枣十二枚（擘）

【用法】

上四味，以水七升，煮取二升，去滓，温服七合，日三服。

【功效主治】

温中补虚，降逆止呕。主治中寒呕证。

【方歌】

升许吴萸三两参，生姜六两救寒侵，

枣投十二中宫主，吐利头痛烦躁寻。

（《长沙方歌括》）

【原文】

1.食谷欲呕者，属阳明也，吴茱萸汤主之。得汤反剧者，属上焦也。

（《伤寒论·辨阳明病脉证并治》）

2.少阴病，吐利，手足逆冷，烦躁欲死者，吴茱萸汤主之。

（《伤寒论·辨少阴病脉证并治》）

3.干呕，吐涎沫，头痛者，吴茱萸汤主之。

（《伤寒论·辨厥阴病脉证并治》）

4.呕而胸满者，茱萸汤主之。

（《金匮要略·呕吐哕下利病脉证治》）

105.牡蛎汤

【组成】

牡蛎四两（熬） 麻黄（去节）四两 甘草二两 蜀漆三两

【用法】

上四味，以水八升，先煮蜀漆、麻黄，去上沫，得六升，内诸药，煮取二升，温服一升。若吐，则勿更服。

【功效主治】

温散化疟。主治牝疟多寒者。

【方歌】

先煎三漆四麻黄，四蛎二甘后煮良，

邪郁胸中须叶越，祛寒散结并通阳。

（《金匮方歌括》）

【原文】

牡蛎汤，治牝疟。

（《金匮要略·疟病脉证并治》）

106. 牡蛎泽泻散

【组成】

牡蛎（熬）　泽泻　蜀漆（暖水洗去腥）　葶苈子（熬）
商陆根（熬）　海藻（洗去咸）　栝蒌根各等分

【用法】

上七味，异捣，下筛为散，更入臼中治之，白饮和服方
寸匕，日三服。小便利，止后服。

【功效主治】

利水消肿，祛满除湿。主治大病瘥后，腰以下有水
气者。

【方歌】

病瘥腰下水偏停，泽泻蒌根蜀漆葶，

牡蛎商陆同海藻，捣称等分饮调灵。

（《长沙方歌括》）

【原文】

大病差后，从腰以下有水气者，牡蛎泽泻散主之。

（《伤寒论·辨阴阳易差后劳复病脉证并治》）

107. 皂荚丸

【组成】

皂荚八两（刮去皮，用酥炙）

【用法】

上一味，末之，蜜丸梧子大，以枣膏和汤服三丸，日三夜一服。

【功效主治】

祛痰止咳，开窍通闭，祛除风痰，通经络。主治痰浊壅肺，咳逆上气证。

【方歌】

浊痰上气坐难眠，痈势将成壅又坚，

皂荚蜜丸调枣下，绸缪须在雨之前。

（《金匮方歌括》）

【原文】

咳逆上气，时时吐唾浊，但坐不得眠，皂荚丸主之。

（《金匮要略·肺痿肺痈咳嗽上气病脉证并治》）

108. 诃梨勒散

【组成】

诃梨勒十枚（煨）

【用法】

上一味，为散，粥饮和，顿服。

【功效主治】

调气固肠。主治肠虚不固而致气利。

【方歌】

诃黎勒散涩肠便，气利还需固后天，

十个诃梨煨研末，调合米饮不需煎。

（《金匮方歌括》）

【原文】

气利，诃梨勒散主之。

（《金匮要略·呕吐哕下利病脉证治》）

109. 附子汤

【组成】

附子二枚（破八片，去皮，炮）　茯苓三两　人参二两
白术四两　芍药三两

【用法】

上五味，以水八升，煮取三升，去滓，温服一升，日
三服。

【功效主治】

温经散寒。主治少阴病阳虚寒湿身痛证。

【方歌】

生附二枚附子汤，术宜四两主斯方，

芍苓三两人参二，背冷脉沉身痛详。

（《长沙方歌括》）

【原文】

1.少阴病，得之一二日，口中和，其背恶寒者，当灸之，附子汤主之。

（《伤寒论·辨少阴病脉证并治》）

2.少阴病，身体痛，手足寒，骨节痛，脉沉者，附子汤主之。

（《伤寒论·辨少阴病脉证并治》）

110.附子泻心汤

【组成】

大黄二两　黄连　黄芩各一两　附子一枚（炮，去皮，破，别煮取汁）

【用法】

上四味，切三味，以麻沸汤二升渍之，须臾绞去滓，内附子汁，分温再服。

【功效主治】

泻热消痞，扶阳固表。主治热痞兼表阳虚证。

【方歌】

一枚附子泻心汤，一两连芩二大黄，

汗出恶寒心下痞，专煎轻渍要参详。

（《长沙方歌括》）

【原文】

心下痞，而复恶寒汗出者，附子泻心汤主之。

（《伤寒论·辨太阳病脉证并治下》）

111.附子粳米汤

【组成】

附子一枚（炮）　半夏半升　甘草一两　大枣十枚　粳米半升

【用法】

上五味，以水八升，煮米熟，汤成，去滓，温服一升，三日服。

【功效主治】

温中散寒止痛，和胃蠲饮降逆。主治中焦虚寒，水饮内停腹满证。

【方歌】

腹中切痛作雷鸣，胸胁皆膨呕吐成，

附子一枚枣十个，半升粳夏一甘烹。

（《金匮方歌括》）

【原文】

腹中寒气，雷鸣切痛，胸胁逆满，呕吐，附子粳米汤主之。

（《金匮要略·腹满寒疝宿食病脉证治》）

112. 鸡屎白散

【组成】

鸡屎白

【用法】

上一味，为散，取方寸匕，以水六合，和，温服。

【功效主治】

祛湿清热。主治湿浊化热伤阴所致转筋。

【方歌】

转筋入腹脉微弦，肝气凌脾岂偶然？

木畜为鸡其屎土，研来同类妙周旋。

（《金匮方歌括》）

【原文】

转筋之为病，其人臂脚直，脉上下行，微弦，转筋入腹者，鸡屎白散主之。

（《金匮要略·趺蹶手指臂肿转筋阴狐疝蛔虫病脉证治》）

113. 抵当丸

【组成】

水蛭二十个（熬） 虻虫二十个（去翅、足，熬） 桃仁二十五个（去皮、尖） 大黄三两

【用法】

上四味，捣分四丸，以水一升，煮一丸，取七合服之，晬时当下血，若不下者更服。

【功效主治】

破瘀下血。主治下焦蓄血证。

【方歌】

卅五桃仁三两黄，虻虫水蛭廿枚详，

捣丸四个煎宜一，有热尿长腹满尝。

(《长沙方歌括》)

【原文】

伤寒有热，少腹满，应小便不利，今反利者，为有血也，当下之，不可余药，宜抵当丸。

(《伤寒论·辨太阳病脉证并治中》)

114. 抵当汤

【组成】

水蛭三十个（熬） 虻虫三十个（熬，去翅、足） 桃仁二十个（去皮、尖） 大黄三两（酒洗）

【用法】

上四味，以水五升，煮取三升，去滓，温服一升。不下，更服。

【功效主治】

破瘀下血。主治下焦蓄血证。

【方歌】

大黄三两抵当汤，里指冲任不指胱，

虻蛭桃仁各三十，攻其血下定其狂。

（《长沙方歌括》）

【原文】

1. 太阳病六七日，表证仍在，脉微而沉，反不结胸，其人发狂者，以热在下焦，少腹当硬满，小便自利者，下血乃愈。所以然者，以太阳随经，瘀热在里故也。抵当汤主之。

（《伤寒论·辨太阳病脉证并治中》）

2. 太阳病身黄，脉沉结，少腹硬，小便不利者，为无血也。小便自利，其人如狂者，血证谛也，抵当汤主之。

（《伤寒论·辨太阳病脉证并治中》）

3. 阳明证，其人喜忘者，必有蓄血。所以然者，本有久瘀血，故令喜忘，屎虽硬，大便反易，其色必黑者，宜抵当汤下之。

（《伤寒论·辨阳明病脉证并治》）

4. 病人无表里证，发热七八日，虽脉浮数者，可下之。假令已下，脉数不解，今热则消谷，喜饥，至六七日，不大便者，有瘀血，宜抵当汤。

（《伤寒论·辨发汗吐下后病脉证并治》）

5. 妇人经水不利下，抵当汤主之。

（《金匮要略·妇人杂病脉证并治》）

115.苦参汤

【组成】

苦参一升

【用法】

以水一斗，煎取七升，去滓，熏洗，日三服。

【功效主治】

清湿热，祛风邪。主治狐惑病前后二阴溃烂。

【方歌】

苦参汤是洗前阴，下蚀咽干热最深。

更有雄黄熏法在，肛门虫蚀亦良箴。

（《金匮方歌括》）

【原文】

蚀于下部则咽干，苦参汤洗之。

（《金匮要略·百合狐惑阴阳毒病脉证治》）

116.苦酒汤

【组成】

半夏（洗，破如枣核大）十四枚　鸡子一枚（去黄，内上苦酒，着鸡子壳中）

【用法】

上二味，内半夏，著苦酒中，以鸡子壳置刀环中，安火上，令三沸，去滓，少少含咽之，不差，更作三剂。

【功效主治】

利咽开音。主治少阴病，咽中生疮。

【方歌】

生夏一枚十四开，鸡清苦酒搅几回，

刀环捧壳煎三沸，咽痛频吞绝妙哉。

(《长沙方歌括》)

【原文】

少阴病，咽中伤，生疮，不能语言，声不出者，苦酒汤主之。

(《伤寒论·辨少阴病脉证并治》)

117. 矾石丸

【组成】

矾石三分（烧） 杏仁一分

【用法】

上二味，末之，炼蜜和丸，枣核大，内藏中，剧者再内之。

【功效主治】

清热利湿，杀虫止痒。主治带下湿热阴痒。

【方歌】

经凝成癖闭而坚，白物而流岂偶然，

矾石同三杏一分，服时病去不迁延。

(《金匮方歌括》)

【原文】

妇人经水闭不利，藏坚癖不止，中有干血，下白物，矾石丸主之。

(《金匮要略·妇人杂病脉证并治》)

118.矾石汤

【组成】

矾石二两

【用法】

上一味，以浆水一斗五升，煎三五沸，浸脚良。

【功效主治】

导湿下行，收敛心气。主治脚气冲心。

【方歌】

脚气冲心矾石汤，煮须浆水浸之良，

湿收毒解兼除热，补却《灵枢》外法彰。

(《金匮方歌括》)

【原文】

矾石汤，治脚气冲心。

(《金匮要略·中风历节病脉证并治》)

119.奔豚汤

【组成】

甘草　川芎　当归各二两　半夏四两　黄芩二两　生葛

五两　芍药二两　生姜四两　甘李根白皮一升

【用法】

上九味，以水二斗，煮取五升，温服一升，日三夜一服。

【功效主治】

疏肝清热，降逆止痛。主治肝郁化热奔豚。

【方歌】

气冲腹痛号奔豚，四两夏姜五葛根，

归芍芎苓甘二两，李根须到一升论。

（《金匮方歌括》）

【原文】

奔豚气上冲胸，腹痛，往来寒热，奔豚汤主之。

（《金匮要略·奔豚气病脉证治》）

120. 肾气丸

【组成】

干地黄八两　薯蓣四两　山茱萸四两　泽泻三两　茯苓三两　牡丹皮三两　桂枝一两　附子一两（炮）

【用法】

上八味，末之，炼蜜和丸，梧子大，酒下十五丸，加至二十五丸，日再服。

【功效主治】

补肾助阳，化生肾气。主治肾阳不足证。

【方歌】

温经暖肾整胞宫，丹泽苓三地八融，

四两萸薯桂附一，端教系正肾元充。

（《金匮方歌括》）

【原文】

1.虚劳腰痛，少腹拘急，小便不利者，八味肾气丸
主之。

（《金匮要略·消渴小便不利淋病脉证并治》）

2.男子消渴，小便反多，以饮一斗，小便一斗，肾气丸
主之。

（《金匮要略·消渴小便不利淋病脉证并治》）

3.问曰：妇人病，饮食如故，烦热不得卧，而反倚息
者，何也？师曰：此名转胞不得溺也。以胞系了戾，故致此
病，但利小便则愈，宜肾气丸主之。

（《金匮要略·妇人杂病脉证并治》）

121.炙甘草汤

【组成】

甘草四两（炙）　生姜三两（切）　桂枝三两（去皮）
人参二两　生地黄一斤　阿胶二两　麦门冬半升（去心）
麻子仁半升　大枣三十枚（擘）

【用法】

上九味，以清酒七升，水八升，先煮八味，取三升，去
滓，内胶，烊消尽，温服一升，日三服，一名复脉汤。

【功效主治】

滋阴养血，益气温阳，复脉定悸。主治心阴血阳气虚弱证。

【方歌】

结代脉须四两甘，枣枚三十桂姜三，

半升麻麦一斤地，二两参胶酒水涵。

（《长沙方歌括》）

【原文】

伤寒脉结代，心动悸，炙甘草汤主之。

（《伤寒论·辨太阳病脉证并治下》）

122.泻心汤

【组成】

大黄二两　黄连一两　黄芩一两

【用法】

上三味，以水三升，煮取一升，顿服之。

【功效主治】

凉血止血。主治心火亢盛，热盛吐衄。

【方歌】

火热上攻心气伤，清浊二道血洋洋。

大黄二两芩连一，釜下抽薪请细详。

（《金匮方歌括》）

【原文】

心气不足，吐血，衄血，泻心汤主之。

（《金匮要略·惊悸吐衄下血胸满瘀血病脉证治》）

123. 泽泻汤

【组成】

泽泻五两　白术二两

【用法】

上二味，以水二升，煮取一升，分温再服。

【功效主治】

利水除饮，健脾制水。主治支饮上泛，蒙蔽清阳之冒眩证。

【方歌】

清阳之位饮邪乘，眩冒频频苦不胜，

泽五为君术二两，补脾制水有奇能。

(《金匮方歌括》)

【原文】

心下有支饮，其人苦冒眩，泽泻汤主之。

(《金匮要略·痰饮咳嗽病脉证并治》)

124. 泽漆汤

【组成】

半夏半升　紫参五两（一作紫菀）　泽漆三斤（以东流水五斗，煮取一斗五升）　生姜五两　白前五两　甘草　黄芩　人参　桂枝各三两

【用法】

上九味，㕮咀，内泽漆汁中，煮取五升，温服五合，至夜尽。

【功效主治】

逐水，消饮，止咳。主治饮结胸胁证。

【方歌】

五两紫参姜白前，三升泽漆法分煎，

桂芩参草同三两，半夏半升涤饮专。

(《金匮方歌括》)

【原文】

脉沉者，泽漆汤主之。

(《金匮要略·肺痿肺痈咳嗽上气病脉证并治》)

125.茵陈五苓散

【组成】

茵陈蒿末十分　　五苓散五分

【用法】

上二物和，先食饮方寸匕，日三服。

【功效主治】

利水清热，利湿退黄。主治黄疸病，湿重于热。

【方歌】

疸病传来两解方，茵陈末入五苓尝，

五苓五分专行水，茵陈十分却退黄。

(《金匮方歌括》)

【原文】

黄疸病，茵陈五苓散主之。

（《金匮要略·黄疸病脉证并治》）

126.茵陈蒿汤

【组成】

茵陈蒿六两　栀子十四枚　大黄二两

【用法】

上三味，以水一斗，先煮茵陈，减六升，内二味，煮取三升，去滓，分温三服。小便当利，尿如皂角汁状，色正赤，一宿腹减，黄从小便去也。

【功效主治】

清热利湿退黄。主治谷疸，湿热黄疸。

【方歌】

二两大黄十四栀，茵陈六两早煎宜，
身黄尿短腹微满，解自前阴法最奇。

（《长沙方歌括》）

【原文】

1. 谷疸之为病，寒热不食，食即头眩，心胸不安，久久发黄，为谷疸，茵陈蒿汤主之。

（《金匮要略·黄疸病脉证并治》）

2. 阳明病，发热汗出者，此为热越，不能发黄也。但头汗出，身无汗，剂颈而还，小便不利，渴引水浆者，此为瘀热在里，身必发黄，茵陈蒿汤主之。

（《伤寒论·辨阳明病脉证并治》）

3. 伤寒七八日，身黄如橘子色，小便不利，腹微满者，茵陈蒿汤主之。

（《伤寒论·辨阳明病脉证并治》）

127. 茯苓甘草汤

【组成】

茯苓二两　桂枝二两（去皮）　生姜三两（切）　甘草一两（炙）

【用法】

上四味，以水四升，煮取二升，去滓，分温三服。

【功效主治】

温中化饮，通阳利水。主治胃阳虚，水停中焦证。

【方歌】

汗多不渴此方求，又治伤寒厥悸忧，

二桂一甘三姜茯，须知水汗共源流。

（《长沙方歌括》）

【原文】

1. 伤寒，汗出而渴者，五苓散主之；不渴者，茯苓甘草汤主之。

（《伤寒论·辨太阳病脉证并治中》）

2. 伤寒厥而心下悸者，宜先治水，当服茯苓甘草汤，却治其厥，不尔，水渍入胃，必作利也。

（《伤寒论·辨厥阴病脉证并治》）

128. 茯苓四逆汤

【组成】

茯苓四两　人参一两　甘草二两（炙）　干姜一两半　附子一枚（生用，去皮，破八片）

【用法】

上五味，以水五升，煮取三升，去滓，温服七合，日二服。

【功效主治】

回阳益阴。主治汗后阴阳两虚烦躁证。

【方歌】

生附一枚两半姜，二甘六茯一参尝，

汗伤心液下伤肾，肾躁心烦得媾昌。

（《长沙方歌括》）

【原文】

发汗，若下之，病仍不解，烦躁者，茯苓四逆汤主之。

（《伤寒论·辨太阳病脉证并治中》）

129. 茯苓戎盐汤

【组成】

茯苓半斤　白术二两　戎盐（弹丸大）一枚

【用法】

上三味，先将茯苓、白术煎成，入戎盐，再煎，分温三服。

【功效主治】

益肾清热，健脾利湿。主治脾虚湿盛，肾虚有热，小便不利。

【方歌】

一枚弹大取戎盐，茯用半斤火自潜，

更有白术二两佐，源流不滞自濡沾。

（《金匮方歌括》）

【原文】

小便不利，蒲灰散主之，滑石白鱼散、茯苓戎盐汤并主之。

（《金匮要略·消渴小便不利淋病脉证并治》）

130.茯苓杏仁甘草汤

【组成】

茯苓三两　杏仁五十个　甘草一两

【用法】

上三味，以水一斗，煮取五升，温服一升，日三服。不差更服。

【功效主治】

通阳化饮，宣导气机。主治饮阻气逆胸痹。

【方歌】

痹而短气孰堪医，甘一苓三淡泄之，

更有杏仁五十粒，水行气顺不求奇。

（《金匮方歌括》）

【原文】

胸痹，胸中气塞，短气，茯苓杏仁甘草汤主之，橘枳姜汤亦主之。

（《金匮要略·胸痹心痛短气病脉证治》）

131.茯苓泽泻汤

【组成】

茯苓半斤　泽泻四两　甘草二两　桂枝二两　白术三两　生姜四两

【用法】

上六味，以水一斗，煮取三升，内泽泻，再煮取二升半，温服八合，日三服。

【功效主治】

温阳利水，化饮降逆。主治饮阻气逆致呕渴证。

【方歌】

吐方未已渴频加，苓八生姜四两夸，

二两桂甘三两术，泽须四两后煎嘉。

（《金匮方歌括》）

【原文】

胃反，吐而渴欲饮水者，茯苓泽泻汤主之。

（《金匮要略·呕吐哕下利病脉证治》）

132.茯苓桂枝甘草大枣汤

【组成】

茯苓半斤　甘草二两（炙）　大枣十五枚（擘）　桂枝四两（去皮）

【用法】

上四味，以甘澜水一斗，先煮茯苓，减二升，内诸药，煮取三升，去滓，温服一升，日三服。（作甘澜水法：取水二斗，置大盆内，以杓扬之，水上有珠子五六千颗相逐，取用之）

【功效主治】

温通心阳，化气行水。主治误汗后阳虚饮动欲作奔豚证。

【方歌】

八两茯苓四两桂，炙甘二两悸堪治，

枣推十五扶中土，煮取甘澜两度施。

（《金匮方歌括》）

【原文】

发汗后，其人脐下悸者，欲作奔豚，茯苓桂枝甘草大枣汤主之。

（《金匮要略·奔豚气病脉证治》）

133.茯苓桂枝白术甘草汤

【组成】

茯苓四两　桂枝三两（去皮）　白术三两　甘草二两（炙）

【用法】

上四味，以水六升，煮取三升，分温三服，小便则利。

【功效主治】

温阳化饮，健脾利水。主治中阳不足之痰饮。

【方歌】

病因吐下气冲胸，起则头眩身振从，

茯四桂三术草二，温中降逆效从容。

（《金匮方歌括》）

【原文】

1.伤寒若吐、若下后，心下逆满，气上冲胸，起则头眩，脉沉紧，发汗则动经，身为振振摇者，茯苓桂枝白术甘草汤主之。

（《伤寒论·辨太阳病脉证并治中》）

2.心下有痰饮，胸胁支满，目眩，苓桂术甘汤主之。

（《金匮要略·痰饮咳嗽病脉证并治》）

3.夫短气有微饮，当从小便去之，苓桂术甘汤主之，肾气丸亦主之。

（《金匮要略·痰饮咳嗽病脉证并治》）

134.枳术汤

【组成】

枳实七枚　白术二两

【用法】

上二味，以水五升，煮取三升，分温三服，腹中软，即当散也。

【功效主治】

行气消痞。主治脾虚气滞，水饮痞结于心下。

【方歌】

心下如盘大又坚，邪之结散验其边，

术宜二两枳枚七，苦泄转疗水饮愆。

（《金匮方歌括》）

【原文】

心下坚大如盘，边如旋盘，水饮所作，枳术汤主之。

（《金匮要略·水气病脉证并治》）

135.枳实芍药散

【组成】

枳实（烧令黑，勿太过）　芍药等分

【用法】

上二味，杵为散，服方寸匕，日三服。并主痈脓，以麦粥下之。

【功效主治】

理气除满，和血止痛。主治产后腹痛。

【方歌】

满烦不卧腹疼频，枳实微烧芍等平，

羊肉汤方应反看，散调大麦稳而新。

（《金匮方歌括》）

【原文】

产后腹痛，烦满不得卧，枳实芍药散主之。

（《金匮要略·妇人产后病脉证治》）

136.枳实栀子豉汤

【组成】

枳实三枚（炙）　栀子十四个（擘）　豉一升（绵裹）

【用法】

上三味，以清浆水七升，空煮取四升，内枳实栀子，煮取二升，下豉，更煮五六沸，去滓，温分再服，覆令微似汗。若有宿食者，内大黄如博棋子五六枚，服之愈。

【功效主治】

清热除烦，宽中行气。主治大病愈后劳复者。

【方歌】

一升香豉枳三枚，十四山栀复病该，

浆水法煎微取汗，食停还藉大黄开。

（《长沙方歌括》）

大病差后劳复者，枳实栀子汤主之。

(《伤寒论·辨阴阳易差后劳复病脉证并治》)

137. 枳实薤白桂枝汤

【组成】

枳实四枚　厚朴四两　薤白半升　桂枝一两　栝蒌实一枚（捣）

【用法】

上五味，以水五升，先煮枳实、厚朴，取二升，去滓，内诸药，煮数沸，分温三服。

【功效主治】

通阳散结，祛痰下气。主治胸胁气逆胸痹。

【方歌】

痞连胸胁逆攻心，薤白半升四朴寻，

一个栝蒌一两桂，四枚枳实撤浮阴。

(《金匮方歌括》)

【原文】

胸痹心中痞，留气结在胸，胸满，胁下逆抢心，枳实薤白桂枝汤主之，人参汤亦主之。

(《金匮要略·胸痹心痛短气病脉证治》)

122

138.柏叶汤

【组成】

柏叶　干姜各三两　艾三把

【用法】

上三味，以水五升，取马通汁一升，合煮，取一升，分温再服。

【功效主治】

凉血止血。主治脾阳不足，脾不统血之吐血。

【方歌】

吐血频频不肯休，马通升许溯源流，

干姜三两艾三把，柏叶行阴三两求。

（《金匮方歌括》）

【原文】

吐血不止者，柏叶汤主之。

（《金匮要略·惊悸吐衄下血胸满瘀血病脉证治》）

139.栀子干姜汤

【组成】

栀子十四个（擘）　干姜二两

【用法】

上二味，以水三升半，煮取一升半，去滓，分二服，温进一服，得吐者，止后服。

【功效主治】

清上温下。主治热郁胸膈兼中寒下利证。

【方歌】

十四山栀二两姜，以丸误下救偏方，

微烦身热君须记，辛苦相需尽所长。

(《长沙方歌括》)

【原文】

伤寒，医以丸药大下之，身热不去，微烦者，栀子干姜汤主之。

(《伤寒论·辨太阳病脉证并治中》)

140.栀子大黄汤

【组成】

栀子十四枚　大黄一两　枳实五枚　豉一升

【用法】

上四味，以水六升，煮取二升，分温三服。

【功效主治】

泄热祛湿，开郁除烦。主治酒疸热重于湿。

【方歌】

酒疸懊侬郁热蒸，大黄二两豉盈升，

栀子十四枳枚五，上下分消要顺承。

(《金匮方歌括》)

【原文】

酒黄疸，心中懊侬，或热痛，栀子大黄汤主之。

(《金匮要略·黄疸病脉证并治》)

141.栀子甘草豉汤

【组成】

栀子十四个（擘）　香豉四合（绵裹）　甘草二两（炙）

【用法】

上三味，以水四升，先煮栀子、甘草，取二升半，内豉，煮取一升半，去滓，分为二服，温进一服，得吐者，止后服。

【功效主治】

清热除烦，宣发郁热，补中益气。主治热郁胸膈，兼中气不足证。

【方歌】

栀豉原方效可夸，气羸二两炙甘加，

若加五两生姜入，专取生姜治呕家。

（《长沙方歌括》）

【原文】

发汗后，水药不得入口为逆，若更发汗，必吐下不止。发汗吐下后，虚烦不得眠，若剧者，必反覆颠倒，心中懊憹，栀子豉汤主之；若少气者，栀子甘草豉汤主之；若呕者，栀子生姜豉汤主之。

（《伤寒论·辨太阳病脉证并治中》）

142. 栀子生姜豉汤

【组成】

栀子十四个（擘） 香豉四合（绵裹） 生姜五两（切）

【用法】

上三味，以水四升，先煮栀子、生姜，取二升半，内豉，煮取一升半，去滓，分为二服，温进一服，得吐者，止后服。

【功效主治】

清热除烦，宣发郁热，降逆止呕。主治热郁胸膈，扰胃呕吐之证。

【功效主治】

栀豉原方效可夸，气羸二两炙甘加，

若加五两生姜入，专取生姜治呕家。

（《长沙方歌括》）

【原文】

发汗后，水药不得入口为逆，若更发汗，必吐下不止。发汗吐下后，虚烦不得眠，若剧者，必反覆颠倒，心中懊侬，栀子豉汤主之；若少气者，栀子甘草豉汤主之；若呕者，栀子生姜豉汤主之。

（《伤寒论·辨太阳病脉证并治中》）

143. 栀子柏皮汤

【组成】

肥栀子十五个（擘） 甘草一两（炙） 黄柏二两

【用法】

上三味，以水四升，煮取一升半，去滓，分温再服。

【功效主治】

清泄湿热。主治湿热发黄，热重于湿证。

【方歌】

里郁业经向外驱，身黄发热四言规，

草须一两二黄柏，十五枚栀不去皮。

（《长沙方歌括》）

【原文】

伤寒身黄发热，栀子柏皮汤主之。

（《伤寒论·辨阳明病脉证并治》）

144. 栀子厚朴汤

【组成】

栀子十四个（擘） 厚朴四两（炙，去皮） 枳实四枚
（水浸，炙令黄）

【用法】

上三味，以水三升半，煮取一升半，去滓，分二服，温
进一服，得吐者，止后服。

【功效主治】

清热除烦，行气消满。主治热扰胸膈腹满证。

【方歌】

朴须四两枳四枚，十四山栀亦妙哉，

下后心烦还腹满，止烦泄满效兼该。

（《长沙方歌括》）

【原文】

伤寒下后，心烦腹满，卧起不安者，栀子厚朴汤主之。

（《伤寒论·辨太阳病脉证并治中》）

145.栀子豉汤

【组成】

栀子十四枚（擘） 香豉四合（绵裹）

【用法】

上二味，以水四升，先煮栀子，得二升半，内豉，煮取一升半，去滓，分为二服，温进一服，得吐者，止后服。

【功效主治】

清热除烦，宣发郁热。主治汗、吐、下后，余热未尽，留扰胸膈证。

【方歌】

山栀香豉治何为，烦恼难眠胸窒宜，

十四枚栀四合豉，先栀后豉法煎奇。

（《长沙方歌括》）

【原文】

1.发汗后，水药不得入口为逆，若更发汗，必吐下不止。发汗吐下后，虚烦不得眠，若剧者，必反覆颠倒，心中懊恼，栀子豉汤主之；若少气者，栀子甘草豉汤主之；若呕者，栀子生姜豉汤主之。

(《伤寒论·辨太阳病脉证并治中》)

2.发汗若下之而烦热，胸中窒者，栀子豉汤主之。

(《伤寒论·辨太阳病脉证并治中》)

3.伤寒五六日，大下之后，身热不去，心中结痛者，未欲解也，栀子豉汤主之。

(《伤寒论·辨太阳病脉证并治中》)

4.阳明病，脉浮而紧，咽燥口苦，腹满而喘，发热汗出，不恶寒，反恶热，身重。若发汗则躁，心愦愦反谵语。若加温针，必怵惕，烦躁，不得眠。若下之，则胃中空虚，客气动膈，心中懊恼，舌上胎者，栀子豉汤主之。

(《伤寒论·辨阳明病脉证并治》)

5.阳明病，下之，其外有热，手足温，不结胸，心中懊恼，饥不能食，但头汗出者，栀子豉汤主之。

(《伤寒论·辨阳明病脉证并治》)

6.下利后更烦，按之心下濡者，为虚烦也，宜栀子豉汤。

(《伤寒论·辨厥阴病脉证并治》)

146.厚朴七物汤

【组成】

厚朴半斤　甘草三两　大黄三两　大枣十枚　枳实五枚　桂枝二两　生姜五两

【用法】

上七味，以水一斗，煮取四升，温服八合，日三服。呕者加半夏五合，下利去大黄，寒多者加生姜至半斤。

【功效主治】

解肌散寒，和胃泻肠。主治阳明热证兼太阳中风证。

【方歌】

满而便闭脉兼浮，三两甘黄八朴投，

二桂五姜十个枣，五枚枳实效优优。

（《金匮方歌括》）

【原文】

病腹满，发热十日，脉浮而数，饮食如故，厚朴七物汤主之。

（《金匮要略·腹满寒疝宿食病脉证治》）

147.厚朴三物汤

【组成】

厚朴八两　大黄四两　枳实五枚

【用法】

上三味，以水一斗二升，先煮二味，取五升，内大黄，煮取三升，温服一升。以利为度。

【功效主治】

行气除满，去积通便。主治实热内积，气滞便秘证。

【方歌】

痛而便闭下无疑，四两大黄朴倍之，

枳用五枚先后煮，小承变法更神奇。

（《金匮方歌括》）

【原文】

痛而闭者，厚朴三物汤主之。

（《金匮要略·腹满寒疝宿食病脉证治》）

148.厚朴大黄汤

【组成】

厚朴一尺　大黄六两　枳实四枚

【用法】

上三味，以水五升，煮取二升，分温再服。

【功效主治】

支饮兼腹满证。主治饮热郁肺，腑气不通证。

【方歌】

胸为阳位似天空，支饮填胸满不通，

尺朴为君调气分，四枚枳实六黄攻。

（《金匮方歌括》）

【原文】

支饮胸满者，厚朴大黄汤主之。

（《金匮要略·痰饮咳嗽病脉证并治》）

149.厚朴生姜半夏甘草人参汤

【组成】

厚朴半斤（去皮，炙） 生姜半斤（切） 半夏半斤（洗） 人参一两 甘草二两

【用法】

上五味，以水一斗，煮取三升，去滓，温服一升，日三服。

【功效主治】

消胀散满，补中降逆。主治发汗后脾虚气滞证。

【方歌】

厚朴半斤姜半斤，一参二草亦须分，

半升夏最除虚满，汗后调和法出群。

（《长沙方歌括》）

【原文】

发汗后，腹胀满者，厚朴生姜半夏甘草人参汤主之。

（《伤寒论·辨太阳病脉证并治中》）

150.厚朴麻黄汤

【组成】

厚朴五两 麻黄四两 石膏如鸡子大 杏仁半升 半夏

· 132 ·

半升　干姜二两　细辛二两　小麦一升　五味子半升

【用法】

上九味，以水一斗二升，先煮小麦熟，去滓，内诸药，煮取三升，温服一升，日三服。

【功效主治】

宣肺降逆，化饮止咳。主治寒饮夹热咳喘证。

【方歌】

杏仁夏味半升量，升麦四麻五朴良，

二两姜辛膏蛋大，脉浮咳喘此方当。

（《金匮方歌括》）

【原文】

咳而脉浮者，厚朴麻黄汤主之。

（《金匮要略·肺痿肺痈咳嗽上气病脉证并治》）

151.侯氏黑散

【组成】

菊花四十分　白术十分　细辛三分　茯苓三分　牡蛎三分　桔梗八分　防风十分　人参三分　矾石三分　黄芩三分　当归三分　干姜三分　芎劳三分　桂枝三分

【用法】

上十四味，杵为散，酒服方寸匕，日一服，初服二十日，温酒调服，禁一切鱼肉大蒜，常宜冷食，六十日止，即药积在腹中不下也。热食即下矣，冷食自能助药力。

【功效主治】

养肝，和气，祛风。主治肝旺脾虚中风。

【方歌】

黑散辛苓归桂芎，参姜矾蛎各三同，

菊宜四十术防十，桔八苓须五分通。

（《金匮方歌括》）

【原文】

侯氏黑散，治大风，四肢烦重，心中恶寒不足者。

（《金匮要略·中风历节病脉证并治》）

152. 真武汤

【组成】

茯苓三两　芍药三两　生姜三两（切）　白术二两　附子一枚（炮，去皮，破八片）

【用法】

上五味，以水八升，煮取三升，去滓，温服七合，日三服。

【功效主治】

温阳利水。主治阳虚水泛证。

【方歌】

生姜芍茯数皆三，二两白术一附探，

便短咳频兼腹痛，驱寒镇水与君谈。

（《长沙方歌括》）

【原文】

1.太阳病发汗，汗出不解，其人仍发热，心下悸，头眩，身𥆧动，振振欲擗地者，真武汤主之。

（《伤寒论·辨太阳病脉证并治中》）

2.少阴病，二三日不已，至四五日，腹痛，小便不利，四肢沉重疼痛，自下利者，此为有水气，其人或咳，或小便利，或下利，或呕者，真武汤主之。

（《伤寒论·辨少阴病脉证并治》）

153.桂枝二麻黄一汤

【组成】

桂枝一两十七铢（去皮） 芍药一两六铢 麻黄十六铢（去节） 生姜一两六铢（切） 杏仁十六个（去皮、尖） 甘草一两二铢（炙） 大枣五枚（擘）

【用法】

上七味，以水五升，先煮麻黄一二沸，去上沫，内诸药，煮取二升，去滓，温服一升，日再服。本云：桂枝汤二分，麻黄汤一分，合为二升，分再服。今合为一方，将息如前法。

【功效主治】

解肌散邪，小和营卫。主治太阳表郁不解轻症。

【方歌】

一两六铢芍与姜，麻铢十六杏同行，

桂枝一两铢十七，草两二铢五枣匡。

（《长沙方歌括》）

【原文】

服桂枝汤，大汗出，脉洪大者，与桂枝汤，如前法。若形似疟，一日再发者，汗出必解，宜桂枝二麻黄一汤。

（《伤寒论·辨太阳病脉证并治上》）

154.桂枝二越婢一汤

【组成】

桂枝（去皮）　芍药　麻黄　甘草（炙）各十八铢　生姜一两二铢（切）　大枣四枚（擘）　石膏二十四铢（碎，绵裹）

【用法】

上七味，以水五升，煮麻黄一二沸，去上沫，内诸药，煮取二升，去滓，温服一升。本云：当裁为越婢汤、桂枝汤，合之饮一升。今合为一方，桂枝汤二分，越婢汤一分。

【功效主治】

微发其汗，兼清郁热。主治表郁内热轻证。

【方歌】

桂芍麻甘十八铢，生姜一两二铢俱，

膏铢廿四四枚枣，要识无阳旨各殊。

（《长沙方歌括》）

【原文】

太阳病，发热恶寒，热多寒少。脉微弱者，此无阳也，不可发汗，宜桂枝二越婢一汤。

（《伤寒论·辨太阳病脉证并治上》）

155.桂枝人参汤

【组成】

桂枝四两（去皮）　甘草四两（炙）　白术三两　人参三两　干姜三两

【用法】

上五味，以水九升，先煮四味，取五升，内桂，更煮取三升，去滓，温服一升，日再，夜一服。

【功效主治】

和解表里。主治太阳病误下伤脾，脾虚下利，表邪不解证。

【方歌】

人参汤即理中汤，加桂后煎痞利尝。

桂草方中皆四两，同行三两术参姜。

（《长沙方歌括》）

【原文】

太阳病，外证未除，而数下之，遂协热而利，利下不止，心下痞硬，表里不解者，桂枝人参汤主之。

（《伤寒论·辨太阳病脉证并治下》）

156.桂枝去芍药加附子汤

【组成】

桂枝三两（去皮）　甘草二两（炙）　生姜三两

（切） 大枣十二枚（擘） 附子一枚（炮，去皮，破八片）

【用法】

上五味，以水七升，煮取三升，去滓，温服一升。本云桂枝汤今去芍药，加附子。将息如前法。

【功效主治】

解肌祛风，兼温经复阳。主治太阳病误下，致表证不解，兼损胸阳证。

【方歌】

桂枝去芍义何居，胸满阴弥要急除，

若见恶寒阳不振，更加附子一枚俱。

（《长沙方歌括》）

【原文】

太阳病，下之后，脉促胸满者，桂枝去芍药汤主之。若微寒者，桂枝去芍药加附子汤主之。

（《伤寒论·辨太阳病脉证并治上》）

157.桂枝去芍药加蜀漆牡蛎龙骨救逆汤

【组成】

桂枝三两（去皮） 甘草二两（炙） 生姜三两（切）牡蛎五两（熬） 龙骨四两 大枣十二枚（擘） 蜀漆三两（洗去腥）

【用法】

上七味，以水一斗二升，先煮蜀漆，减二升，内诸药，煮取三升，去滓，温服一升。

【功效主治】

通阳镇惊安神。主治心阳虚惊狂证。

【方歌】

桂枝去芍已名汤，蜀漆还加龙牡藏，

五牡四龙三两漆，能疗火劫病惊狂。

（《金匮方歌括》）

【原文】

1.伤寒脉浮，医以火迫劫之，亡阳必惊狂，起卧不安者，桂枝去芍药加蜀漆牡蛎龙骨救逆汤主之。

（《伤寒论·辨太阳病脉证并治中》）

2.火邪者，桂枝去芍药加蜀漆牡蛎龙骨救逆汤主之。

（《伤寒论·辨太阳病脉证并治中》）

158.桂枝去芍药汤

【组成】

桂枝三两（去皮） 甘草二两（炙） 生姜三两（切） 大枣十二枚（擘）

【用法】

上四味，以水七升，煮取三升，去滓，温服一升。本云，桂枝汤，今去芍药。将息如前法。

【功效主治】

解肌祛风，去阴通阳。主治太阳病下之后脉促胸满者。

【方歌】

桂枝去芍义何居，胸满阴弥要急除。

若见恶寒阳不振，更加附子一枚俱。

（《长沙方歌括》）

【原文】

太阳病，下之后，脉促胸满者，桂枝去芍药汤主之。

（《伤寒论·辨太阳病脉证并治上》）

159. 桂枝去桂加茯苓白术汤

【组成】

芍药三两　甘草二两（炙）　生姜三两（切）　大枣十二枚（擘）　茯苓三两　白术三两

【用法】

上六味，以水八升，煮取三升，去滓，温服一升，小便利则愈。

【功效主治】

健脾益阴，利水通阳。主治水气内停，太阳经气不利证。

【方歌】

术芍苓姜三两均，枣须十二效堪珍，

炙甘二两中输化，水利邪除立法新。

（《长沙方歌括》）

【原文】

服桂枝汤，或下之，仍头项强痛，翕翕发热，无汗，心下满，微痛，小便不利者，桂枝去桂加茯苓白术汤主之。

（《伤寒论·辨太阳病脉证并治上》）

160. 桂枝甘草龙骨牡蛎汤

【组成】

桂枝一两（去皮） 甘草二两（炙） 牡蛎二两（熬） 龙骨二两

【用法】

上四味，以水五升，煮取二升半，去滓，温服八合，日三服。

【功效主治】

温补心阳，安神定悸。主治心阳虚烦躁证。

【方歌】

二甘一桂不雷同，龙牡均行二两通，

火逆下之烦躁起，交通上下取诸中。

（《长沙方歌括》）

【原文】

火逆下之，因烧针烦躁者，桂枝甘草龙骨牡蛎汤主之。

（《伤寒论·辨太阳病脉证并治中》）

161. 桂枝甘草汤

【组成】

桂枝四两（去皮） 甘草二两（炙）

【用法】

上二味，以水三升，煮取一升，去滓，顿服。

【功效主治】

补助心阳，生阳化气。主治发汗过多，损伤心阳而致心悸证。

【方歌】

桂枝炙草取甘温，四桂二甘药不烦，

叉手冒心虚已极，汗多亡液究根源。

（《长沙方歌括》）

【原文】

发汗过多，其叉手自冒心，心下悸，欲得按者，桂枝甘草汤主之。

（《伤寒论·辨太阳病脉证并治中》）

162.桂枝生姜枳实汤

【组成】

桂枝三两　生姜三两　枳实五枚

【用法】

上三味，以水六升，煮取三升，分温三服。

【功效主治】

温阳化饮，下气降逆。主治寒饮上逆心痛证。

【方歌】

心悬而痛痞相连，痰饮上弥客气填，

三两桂姜五两枳，祛寒散逆并攻坚。

（《金匮方歌括》）

【原文】

心中痞，诸逆，心悬痛，桂枝生姜枳实汤主之。

（《金匮要略·胸痹心痛短气病脉证治》）

163.桂枝加大黄汤

【组成】

桂枝三两（去皮） 大黄二两 芍药六两 甘草二两
（炙） 生姜三两（切） 大枣十二枚（擘）

【用法】

上六味，以水七升，煮取三升，去滓。温服一升，日
三服。

【功效主治】

通阳益脾，活络止痛，化瘀导滞。主治太阳病误下邪陷
太阴证痛剧者。

【方歌】

桂枝倍芍转输脾，泄满升邪止痛宜，

大实痛因反下误，黄加二两下无疑。

（《长沙方歌括》）

【原文】

本太阳病，医反下之，因尔腹满时痛者，属太阴也，桂
枝加芍药汤主之。大实痛者，桂枝加大黄汤主之。

（《伤寒论·辨太阴病脉证并治》）

164. 桂枝加龙骨牡蛎汤

【组成】

桂枝　芍药　生姜各三两　甘草二两　大枣十二枚　龙
骨　牡蛎各三两

【用法】

上七味，以水七升，煮取三升，分温三服。

【功效主治】

调和阴阳，潜镇摄内。主治虚劳失精梦交证。

【方歌】

男子失精女梦交，坎离救治在中爻，

桂枝汤内加龙牡，三两相匀要细敲。

（《金匮方歌括》）

【原文】

夫失精家少腹弦急，阴头寒，目眩（一作目眶痛），发
落，脉极虚芤迟，为清谷，亡血，失精。脉得诸芤动微紧，
男子失精，女子梦交，桂枝加龙骨牡蛎汤主之。

（《金匮要略·血痹虚劳病脉证并治》）

165. 桂枝加芍药生姜各一两人参三两新加汤

【组成】

桂枝三两（去皮）　芍药四两　甘草二两（炙）　人参三
两　大枣十二枚（擘）　生姜四两

【用法】

上六味，以水一斗二升，煮取三升，去滓，温服一升。

【功效主治】

调和营卫，益气和营。主治发汗后气营不足身痛证。

【方歌】

汗后身痛脉反沉，新加方法轶医林，

方中姜芍还增一，三两人参义蕴深。

（《长沙方歌括》）

【原文】

发汗后，身疼痛，脉沉迟者，桂枝加芍药生姜各一两人参三两新加汤主之。

（《伤寒论·辨太阳病脉证并治中》）

166.桂枝加芍药汤

【组成】

桂枝三两（去皮）　芍药六两　甘草二两（炙）　生姜三两（切）　大枣十二枚（擘）

【用法】

上五味，以水七升，煮取三升，去滓，温服三服。

【功效主治】

通阳益脾，活络止痛。主治太阳病误下邪陷太阴证。

【方歌】

桂枝倍芍转输脾，泄满升邪止痛宜，

大实痛因反下误，黄加二两下无疑。

（《长沙方歌括》）

【原文】

本太阳病，医反下之，因尔腹满时痛者，属太阴也，桂枝加芍药汤主之。

（《伤寒论·辨太阴病脉证并治》）

167.桂枝加附子汤

【组成】

桂枝三两（去皮）　芍药三两　甘草三两（炙）　生姜三两（切）　大枣十二枚（擘）　附子一枚（炮，去皮，破八片）

【用法】

上六味，以水七升，煮取三升，去滓，温服一升。本云桂枝汤，今加附子。将息如前法。

【功效主治】

调和营卫，扶阳固表。主治阳虚漏汗表未解证。

【方歌】

汗因过发漏漫漫，肢急常愁伸屈难，

尚有尿难风又恶，桂枝加附一枚安。

（《长沙方歌括》）

【原文】

太阳病，发汗，遂漏不止，其人恶风，小便难，四肢微急，难以屈伸者，桂枝加附子汤主之。

（《伤寒论·辨太阳病脉证并治上》）

168.桂枝加厚朴杏子汤

【组成】

桂枝三两（去皮） 芍药三两 甘草二两（炙） 生姜三两（切） 大枣十二枚（擘） 厚朴二两（去皮，炙） 杏仁五十枚（去皮尖）

【用法】

上七味，以水七升，微火煮取三升，去滓，温服一升，覆取微似汗。

【功效主治】

解肌发表，降气平喘。主治太阳中风兼肺气不利之喘证。

【方歌】

下后喘生及喘家，桂枝汤外更须加，

朴加二两五十杏，此法微茫未有涯。

（《长沙方歌括》）

【原文】

太阳病，下之微喘者，表未解故也，桂枝加厚朴杏子汤主之。

（《伤寒论·辨太阳病脉证并治中》）

169. 桂枝加桂汤

【组成】

桂枝五两　芍药三两　生姜三两　甘草二两（炙）　大枣十二枚

【用法】

上五味，以水七升，微火煮取三升，去滓，温服一升。

【功效主治】

温通心阳，平冲降逆。主治心阳虚弱，寒水凌心之奔豚证。

【方歌】

气从脐逆号奔豚，汗为烧针启病源，

只取桂枝汤本味，再加二两桂枝论。

（《金匮方歌括》）

【原文】

发汗后，烧针令其汗，针处被寒，核起而赤者，必发奔豚，气从少腹上至心，灸其核上各一壮，与桂枝加桂汤主之。

（《金匮要略·奔豚气病脉证治》）

170. 桂枝加黄芪汤

【组成】

桂枝三两　芍药三两　甘草二两　生姜三两　大枣十二

枚　黄芪二两

【用法】

上六味，以水八升，煮取三升，温服一升，须臾饮热稀粥一升余，以助药力，温服取微汗；若不汗，更服。

【功效主治】

调和营卫，益气除湿。主治黄汗营卫失调，阳郁水湿停滞。

【方歌】

黄汗都由郁热来，历详变态费心裁，

桂枝原剂芪加二，啜粥重温令郁开。

（《金匮方歌括》）

【原文】

1. 黄汗之病，两胫自冷；假令发热，此属历节。食已汗出，又身常暮卧盗汗出者，此劳气也。若汗出已反发热者，久久其身必甲错；发热不止者，必生恶疮。若身重，汗出已辄轻者，久久必身瞤。瞤即胸中痛，又从腰以上必汗出，下无汗，腰髋弛痛，如有物在皮中状，剧者不能食，身疼重，烦躁，小便不利，此为黄汗，桂枝加黄芪汤主之。

（《金匮要略·水气病脉证并治》）

2. 诸病黄家，但利其小便。假令脉浮，当以汗解之，宜桂枝加黄芪汤主之。

（《金匮要略·黄疸病脉证并治》）

171.桂枝加葛根汤

【组成】

葛根四两　麻黄三两（去节）　桂枝二两（去皮）　芍药二两　甘草二两（炙）　生姜三两（切）　大枣十二枚（擘）

【用法】

上七味，以水一斗，先煮麻黄、葛根，减二升，去上沫，内诸药，煮取三升，去滓。温服一升，覆取微似汗，不须啜粥，余如桂枝法将息及禁忌。

【功效主治】

解肌发表，生津舒经。主治太阳中风兼经气不利证。

【方歌】

葛根四两走经输，项背几几反汗濡，

只取桂枝汤一料，加来此味妙相须。

（《长沙方歌括》）

【原文】

太阳病，项背强几几，反汗出恶风者，桂枝加葛根汤主之。

（《伤寒论·辨太阳病脉证并治上》）

172.桂枝芍药知母汤

【组成】

桂枝四两　芍药三两　甘草二两　麻黄二两　生姜五

两　白术五两　知母四两　防风四两　附子二枚（炮）

【用法】

上九味，以水七升，煮取二升，温服七合，日三服。

【功效主治】

祛风除湿，通阳散寒，佐以清热。主治寒湿历节。

【方歌】

脚肿身羸欲吐形，芍三姜五是前型，

知防术桂均须四，附子麻甘二两停。

（《金匮方歌括》）

【原文】

诸肢节疼痛，身体魁羸，脚肿如脱，头眩短气，温温欲吐，桂枝芍药知母汤主之。

（《金匮要略·中风历节病脉证并治》）

173. 桂枝汤

【组成】

桂枝三两（去皮）　芍药三两　甘草二两（炙）　生姜三两（切）　大枣十二枚（擘）

【用法】

上五味，哎咀三味，以水七升，微火煮取三升，去滓，适寒温，服一升。服已须臾，啜热稀粥一升余，以助药力。温覆令一时许，遍身絷絷微似有汗者益佳，不可令如水流漓，病必不除。若一服汗出病差，停后服，不必尽剂。若不汗，更服依前法。又不汗，后服小促其间，半日许，令三服尽。若病重者，一日一夜服，周时观之。服一剂尽，病证犹在者，更作服。若汗不出，乃服至二三剂。禁生冷、黏滑、肉面、五辛、酒酪、臭恶等物。

【功效主治】

解肌发表，调和营卫。主治太阳中风表虚证。

【方歌】

项强头痛汗憎风，桂芍生姜三两同，

枣十二枚甘二两，解肌还藉粥之功。

(《长沙方歌括》)

【原文】

1. 太阳中风，阳浮而阴弱。阳浮者，热自发，阴弱者，汗自出。啬啬恶寒，淅淅恶风，翕翕发热，鼻鸣干呕者，桂枝汤主之。

(《伤寒论·辨太阳病脉证并治上》)

2. 太阳病，头痛，发热，汗出，恶风，桂枝汤主之。

(《伤寒论·辨太阳病脉证并治上》)

3. 太阳病，下之后，其气上冲者，可与桂枝汤。方用前法。若不上冲者，不得与之。

(《伤寒论·辨太阳病脉证并治上》)

4. 太阳病三日，已发汗，若吐，若下，若温针，仍不解者，此为坏病，桂枝不中与之也。观其脉证，知犯何逆，随证并治之。桂枝本为解肌，若其人脉浮紧，发热汗不出者，不可与之也。常须识此，勿令误也。

(《伤寒论·辨太阳病脉证并治上》)

5. 若酒客病，不可与桂枝汤，得之则呕，以酒客不喜甘故也。

（《伤寒论·辨太阳病脉证并治上》）

6.太阳病，外证未解，脉浮弱者，当以汗解，宜桂枝汤。

（《伤寒论·辨太阳病脉证并治中》）

7.太阳病，外证未解，不可下也，下之为逆，欲解外者，宜桂枝汤。

（《伤寒论·辨太阳病脉证并治中》）

8.太阳病，先发汗不解，而复下之，脉浮者不愈。浮为在外，而反下之，故令不愈。今脉浮，故在外，当须解外则愈，宜桂枝汤。

（《伤寒论·辨太阳病脉证并治中》）

9.病常自汗出者，此为荣气和，荣气和者，外不谐，以卫气不共荣气谐和故尔，以荣行脉中，卫行脉外。复发其汗，荣卫和则愈，宜桂枝汤。

（《伤寒论·辨太阳病脉证并治中》）

10.病人脏无他病，时发热，自汗出，而不愈者，此卫气不和也。先其时发汗则愈，宜桂枝汤。

（《伤寒论·辨太阳病脉证并治中》）

11.伤寒不大便六七日，头痛有热者，与承气汤。其小便清者，知不在里，仍在表也，当须发汗。若头痛者，必衄。宜桂枝汤。

（《伤寒论·辨太阳病脉证并治中》）

12.凡服桂枝汤吐者，其后必吐脓血也。

（《伤寒论·辨太阳病脉证并治上》）

13. 太阳病，初服桂枝汤，反烦不解者，先刺风池、风府，却与桂枝汤则愈。

（《伤寒论·辨太阳病脉证并治上》）

14. 服桂枝汤，大汗出后，大烦渴不解，脉洪大者，白虎加人参汤主之。

（《伤寒论·辨太阳病脉证并治上》）

15. 伤寒发汗已解，半日许复烦，脉浮数者，可更发汗，宜桂枝汤。

（《伤寒论·辨太阳病脉证并治中》）

16. 太阳病，发热汗出者，此为荣弱卫强，故使汗出，欲救邪风者，宜桂枝汤。

（《伤寒论·辨太阳病脉证并治中》）

17. 伤寒，医下之，续得下利，清谷不止，身疼痛者，急当救里；后身疼痛，清便自调者，急当救表。救里宜四逆汤，救表宜桂枝汤。

（《伤寒论·辨太阳病脉证并治中》）

18. 伤寒大下后，复发汗，心下痞，恶寒者，表未解也。不可攻痞，当先解表，表解乃可攻痞。解表宜桂枝汤，攻痞宜大黄黄连泻心汤。

（《伤寒论·辨太阳病脉证并治下》）

19. 阳明病，脉迟，汗出多，微恶寒者，表未解也，可发汗，宜桂枝汤。

（《伤寒论·辨阳明病脉证并治》）

20. 太阴病，脉浮者，可发汗，宜桂枝汤。

（《伤寒论·辨太阴病脉证并治》）

21. 下利，腹胀满，身体疼痛者，先温其里，乃攻其表。温里宜四逆汤，攻表宜桂枝汤。

（《伤寒论·辨厥阴病脉证并治》）

22. 太阳病，外证未解，脉浮弱者，当以汗解，宜桂枝汤。

（《伤寒论·辨可发汗病脉证并治》）

23. 吐利止，而身痛不休者，当消息和解其外，宜桂枝汤小和之。

（《伤寒论·辨霍乱病脉证并治》）

174.桂枝附子汤

【组成】

桂枝四两（去皮）　生姜三两（切）　附子三枚（炮，去皮，破）　甘草二两（炙）　大枣十二枚（擘）

【用法】

上五味，以水六升，煮取二升，去滓，分温三服。

【功效主治】

祛风温经，助阳化湿。主治风湿俱盛，表阳虚证。

【方歌】

三姜二草附枚三，四桂同投是指南，

大枣方中十二枚，痛难转侧此方探。

（《长沙方歌括》）

【原文】

伤寒八九日，风湿相搏，身体疼烦，不能自转侧，不呕，不渴，脉浮虚而涩者，桂枝附子汤主之。若其人大便硬，小便自利者，去桂加白术汤主之。

（《伤寒论·辨太阳病脉证并治下》）

175.桂枝茯苓丸

【组成】

桂枝　茯苓　牡丹（去心）　桃仁（去皮、尖，熬）　芍药各等分

【用法】

上五味，末之，炼蜜和丸，如兔屎大，每日食前服一丸，不知，加至三丸。

【功效主治】

活血化瘀消癥。主治妇人癥瘕病漏下。

【方歌】

癥痼未除恐害胎，胎安癥去悟新裁，

桂苓丹芍桃同等，气血阴阳本末该。

（《金匮方歌括》）

【原文】

妇人宿有癥病，经断未及三月，而得漏下不止，胎动在脐上者，为癥痼害。妊娠六月动者，前三月经水利时，胎也。下血者，后断三月，衃也。所以血不止者，其癥不去故也，当下其癥，桂枝茯苓丸主之。

（《金匮要略·妇人妊娠病脉证并治》）

176.桂枝麻黄各半汤

【组成】

桂枝一两十六铢（去皮） 芍药一两 生姜一两（切） 甘草一两（炙） 麻黄一两（去节） 大枣四枚（擘） 杏仁二十四枚（汤浸，去皮、尖及两仁者）

【用法】

上七味，以水五升，先煮麻黄一二沸，去上沫，内诸药，煮取一升八合，去滓，温服六合。本云：桂枝汤三合，麻黄汤三合，并为六合，顿服。将息如前法。

【功效主治】

小发其汗，以解表邪。主治太阳病日久，表郁轻证。

【方歌】

桂枝一两十六铢，甘芍姜麻一两符，

杏廿四枚枣四粒，面呈热色痒均驱。

（《长沙方歌括》）

【原文】

太阳病，得之八九日，如疟状，发热恶寒，热多寒少，其人不呕，清便欲自可，一日二三度发。脉微缓者，为欲愈也；脉微而恶寒者，此阴阳俱虚，不可更发汗、更下、更吐也；面色反有热色者，未欲解也，以其不能得小汗出，身必痒，宜桂枝麻黄各半汤。

（《伤寒论·辨太阳病脉证并治上》）

177.桔梗汤

【组成】

桔梗一两　甘草二两

【用法】

上二味，以水三升，煮取一升，分温再服，则吐脓血也。

【功效主治】

宣肺止咳，祛痰排脓。主治少阴客热咽痛证，及肺痈咳吐脓痰。

【方歌】

甘草汤投痛未瘥，桔加一两莫轻过，

奇而不效须知偶，好把经文仔细哦。

（《长沙方歌括》）

脓如米粥肺须清，毒溃难支药要轻，

甘草二分桔一两，土金合化得生生。

（《金匮方歌括》）

【原文】

1.少阴病，二三日，咽痛者，可与甘草汤，不差，与桔梗汤。

（《伤寒论·辨少阴病脉证并治》）

2.咳而胸满，振寒脉数，咽干不渴，时出浊唾腥臭，久久吐脓如米粥者，为肺痈，桔梗汤主之。

（《金匮要略·肺痿肺痈咳嗽上气病脉证并治》）

178.栝蒌牡蛎散

【组成】

栝蒌根　牡蛎（熬）等分

【用法】

上为细末，饮服方寸匕，日三服。

【功效主治】

生津止渴，引热下行。主治百合病，渴不愈者。

【方歌】

洗而仍渴属浮阳，牡蛎蒌根并等量，

研末饮调方寸匕，寒兼咸苦效逾常。

（《金匮方歌括》）

【原文】

百合病渴不差者，用后方（栝蒌牡蛎散）主之。

（《金匮要略·百合狐惑阴阳毒病脉证治》）

179.栝蒌桂枝汤

【组成】

栝蒌根二两　桂枝三两　芍药三两　甘草二两　生姜三两　大枣十二枚

【用法】

上六味，以水九升，煮取三升，分温三服，取微汗。汗不出，食顷，啜热粥发之。

【功效主治】

发散风寒，解肌舒筋。主治太阳病柔痉证。

【方歌】

太阳证备脉沉迟，身体几几欲痉时，

三两蒌根姜桂芍，二甘十二枣枚宜。

(《金匮方歌括》)

【原文】

太阳病，其证备，身体强，几几然，脉反沉迟，此为痉，栝蒌桂枝汤主之。

(《金匮要略·痉湿暍病脉证治》)

180.栝蒌薤白白酒汤

【组成】

栝蒌实一枚（捣） 薤白半升 白酒七升

【用法】

上三味，同煮，取二升，分温再服。

【功效主治】

通阳散结，行气祛痰。主治胸痹，胸阳不振，痰气互结证。

【方歌】

胸为阳位似天空，阴气弥沦痹不通，

薤白半升蒌一个，七升白酒奏奇功。

(《金匮方歌括》)

【原文】

胸痹之病，喘息咳唾，胸背痛，短气，寸口脉沉而迟，关上小紧数，栝蒌薤白白酒汤主之。

（《金匮要略·胸痹心痛短气病脉证治》）

181. 栝蒌薤白半夏汤

【组成】

栝蒌实一枚　薤白三两　半夏半斤　白酒一斗

【用法】

上四味，同煮，取四升，温服一升，日三服。

【功效主治】

通阳散结，祛痰宽胸。主治胸痹痰浊甚者。

【方歌】

胸背牵疼不卧时，半升半夏一蒌施，

薤因性湿惟三两，斗酒同煎涤饮奇。

（《金匮方歌括》）

【原文】

胸痹不得卧，心痛彻背者，栝蒌薤白半夏汤主之。

（《金匮要略·胸痹心痛短气病脉证治》）

182. 栝蒌瞿麦丸

【组成】

栝蒌根二两　茯苓三两　薯蓣三两　附子一枚

（炮） 瞿麦一两

【用法】

上五味，末之，炼蜜丸梧子大，饮服三丸，日三服。不知，增至七八丸，以小便利，腹中温为知。

【功效主治】

化气，利水，润燥。主治上燥下寒，小便不利证。

【方歌】

小便不利渴斯成，水气留中液不生，

三两薯苓瞿一两，一枚附子二萎行。

（《金匮方歌括》）

【原文】

小便不利者，有水气，其人若渴，栝蒌瞿麦丸主之。

（《金匮要略·消渴小便不利淋病脉证并治》）

183.桃花汤

【组成】

赤石脂一斤（一半全用，一半筛末） 干姜一两 粳米一升

【用法】

上三味，以水七升，煮米令熟，去滓，温服七合，内赤石脂末方寸匕，日三服。若一服愈，余勿服。

【功效主治】

涩肠止利，温中散寒。主治少阴病虚寒下利便脓血，滑脱不禁。

【方歌】

一升粳米一斤脂，脂半磨研法亦奇，

一两干姜同煮服，少阴脓血是良规。

（《长沙方歌括》）

【原文】

1.少阴病，下利便脓血者，桃花汤主之。

（《伤寒论·辨少阴病脉证并治》）

2.少阴病，二三日至四五日腹痛，小便不利，下利不止，便脓血者，桃花汤主之。

（《伤寒论·辨少阴病脉证并治》）

184.桃核承气汤

【组成】

桃仁五十个（去皮、尖） 桂枝二两（去皮） 大黄四两 芒硝二两 甘草二两（炙）

【用法】

上五味，以水七升，煮取二升半，去滓，内芒硝，更上火，微沸下火，先食温服五合，日三服，当微利。

【功效主治】

逐瘀泄热。主治下焦蓄血证。

【方歌】

五十桃仁四两黄，桂硝二两草同行，

膀胱热结如狂证，外解方攻用此汤。

（《长沙方歌括》）

【原文】

太阳病不解，热结膀胱，其人如狂，血自下，下者愈。其外不解者，尚未可攻，当先解其外；外解已，但少腹急结者，乃可攻之，宜桃核承气汤。

（《伤寒论·辨太阳病脉证并治中》）

185.柴胡去半夏加栝蒌汤

【组成】

柴胡八两　人参　黄芩　甘草各三两　栝蒌根四两　生姜二两　大枣十二枚

【用法】

上七味，以水一斗二升，煮取六升，去滓，再煎取三升，温服一升，日二服。

【功效主治】

治疟病发渴者，亦治劳疟。

【方歌】

柴胡去夏为伤阴，加入蒌根四两珍，

疟病渴因邪灼液，蒌根润燥可生津。（《金匮方歌括》）

【原文】

柴胡去半夏加栝蒌汤，治疟病发渴者，亦治劳疟。

（《金匮要略·疟病脉证并治》）

186.柴胡加龙骨牡蛎汤

【组成】

柴胡四两　龙骨一两半　黄芩一两半　生姜一两半（切）　铅丹一两半　人参一两半　桂枝一两半（去皮）　茯苓一两半　半夏二合半（洗）　大黄二两　牡蛎一两半（熬）　大枣六枚（擘）

【用法】

上十二味，以水八升，煮取四升，内大黄，切如棋子，更煮一两沸，去滓，温服一升。本云柴胡汤，今加龙骨等。

【功效主治】

和解少阳，通阳泄热。主治少阳邪气弥漫，烦惊谵语证。

【方歌】

参苓龙牡桂丹铅，芩夏柴黄姜枣全，

枣六余皆一两半，大黄二两后同煎。

（《长沙方歌括》）

【原文】

伤寒八九日，下之，胸满烦惊，小便不利，谵语，一身尽重，不可转侧者，柴胡加龙骨牡蛎汤主之。

（《伤寒论·辨太阳病脉证并治中》）

187.柴胡加芒硝汤

【组成】

柴胡二两十六铢　黄芩一两　人参一两　甘草一两
（炙）　生姜一两（切）　半夏二十铢（本云五枚，洗）　大枣
四枚（擘）　芒硝二两

【用法】

上八味，以水四升，煮取二升，去滓，内芒硝，更煮微
沸，分温再服，不解更作。

【功效主治】

和解少阳，兼泻里实。主治少阳病兼阳明里实误下证。

【方歌】

小柴分两照原方，二两芒硝后入良，

误下热来日晡所，补兼荡涤有奇长。

（《长沙方歌括》）

【原文】

伤寒十三日不解，胸胁满而呕，日晡所发潮热，已而微
利，此本柴胡证，下之而不得利，今反利者，知医以丸药下
之，此非其治也。潮热者，实也，先宜服小柴胡汤以解外，
后以柴胡加芒硝汤主之。

（《伤寒论·辨太阳病脉证并治中》）

188.柴胡桂枝干姜汤

【组成】

柴胡半斤　桂枝三两（去皮）　干姜二两　栝楼根四两
黄芩三两　牡蛎二两（熬）　甘草二两（炙）

【用法】

上七味，以水一斗二升，煮取六升，去滓，再煎，取三
升，温服一升，日三服，初服微烦，复服汗出便愈。

【功效主治】

和解散寒，温化水饮。主治少阳病兼水饮内结证。

【方歌】

八柴二草蛎干姜，芩桂宜三栝四尝，

不呕渴烦头汗出，少阳枢病要精详。

（《长沙方歌括》）

【原文】

1.伤寒五六日，已发汗而复下之，胸胁满微结，小便不
利，渴而不呕，但头汗出，往来寒热心烦者，此为未解也，
柴胡桂枝干姜汤主之。

（《伤寒论·辨太阳病脉证并治下》）

2.柴胡桂姜汤，治疟寒多微有热，或但寒不热。服一剂
如神。

（《金匮要略·中风历节病脉证并治》）

189.柴胡桂枝汤

【组成】

桂枝一两半（去皮） 黄芩　人参各一两半　甘草一两（炙）　半夏二合半（洗）　芍药一两半　大枣六枚（擘）　生姜一两半（切）　柴胡四两

【用法】

上九味，以水七升，煮取三升，去滓，温服一升。

【功效主治】

和解少阳，调和营卫。主治太阳少阳合病。

【方歌】

小柴原方取半煎，桂枝汤入复方全，

阳中太少相因病，偏重柴胡作仔肩。

（《长沙方歌括》）

【原文】

1.伤寒六七日，发热，微恶寒，支节烦疼，微呕，心下支结，外证未去者，柴胡桂枝汤主之。

（《伤寒论·辨太阳病脉证并治下》）

2.发汗多，亡阳谵语者，不可下，与柴胡桂枝汤，和其荣卫，以通津液，后自愈。

（《伤寒论·辨发汗后病脉证并治》）

190. 射干麻黄汤

【组成】

射干十三枚（一法三两）　麻黄四两　生姜四两　细辛三两　紫菀三两　款冬花三两　五味子半斤　大枣七枚　半夏大者八枚（洗，一法半斤）

【用法】

上九味，以水一斗二升，先煮麻黄两沸，去上沫，内诸药，煮取三升，分温三服。

【功效主治】

宣肺祛痰，降气平喘。主治寒饮郁肺咳喘证。

【方歌】

喉中咳逆水鸡声，三两干辛款菀行，

夏味半升枣七粒，姜麻四两破坚城。

（《金匮方歌括》）

【原文】

咳而上气，喉中水鸡声，射干麻黄汤主之。

（《金匮要略·肺痿肺痈咳嗽上气病脉证并治》）

191. 狼牙汤

【组成】

狼牙三两

【用法】

上一味，以水四升，煮取半升，以绵缠箸如茧，浸汤沥阴中，日四遍。

【功效主治】

清利湿热，除带杀虫。主治妇人前阴蚀疮烂者。

【方歌】

胞寒外候见阴寒，内人蛇床佐粉安，

更有阴疮蜃烂者，狼牙三两洗何难。

（《金匮方歌括》）

【原文】

少阴脉滑而数者，阴中即生疮。阴中蚀疮烂者，狼牙汤洗之。

（《金匮要略·妇人杂病脉证并治》）

192.烧裈散

【组成】

妇人中裈近隐处，取烧作灰

【用法】

上一味，水服方寸匕，日三服，小便即利，阴头微肿，此为愈矣。妇人病，取男子烧裈服。

【功效主治】

导热下行。主治阴阳易病。

【方歌】

近阴裆裤剪来烧，研末还须用水调，

同气相求疗二易，长沙无法不翘翘。

（《长沙方歌括》）

【原文】

伤寒阴易之为病，其人身体重，少气，少腹里急，或引阴中拘挛，热上冲胸，头重不欲举，眼中生花，膝胫拘急者，烧裈散主之。

（《伤寒论·辨阴阳易差后劳复病脉证并治》）

193. 调胃承气汤

【组成】

大黄四两（去皮，清酒洗） 甘草二两（炙） 芒硝半升

【用法】

上三味，以水三升，煮取一升，去滓，内芒硝，更上微火一二沸。温频服之。

【功效主治】

泻热和胃。主治阳明病，胃肠燥热证。

【方歌】

调和胃气炙甘功，硝用半升地道通，

草二大黄四两足，法中之法妙无穷。

（《长沙方歌括》）

【原文】

1. 发汗后，恶寒者，虚故也。不恶寒，但热者，实也。当和胃气，与调胃承气汤。

（《伤寒论·辨太阳病脉证并治中》）

2. 阳明病，不吐不下，心烦者，可与调胃承气汤。

（《伤寒论·辨阳明病脉证并治》）

3. 太阳病，过经十余日，心下温温欲吐，而胸中痛，大便反溏，腹微满，郁郁微烦。先此时自极吐下者，与调胃承气汤。若不尔者，不可与。但欲呕，胸中痛，微溏者，此非柴胡汤证，以呕，故知极吐下也。调胃承气汤。

（《伤寒论·辨阳明病脉证并治》）

194. 通脉四逆加猪胆汁汤

【组成】

甘草二两（炙） 干姜三两（强人可四两） 附子大者一枚（生，去皮，破八片） 猪胆汁半合

【用法】

上四味，以水三升，煮取一升二合，去滓，内猪胆汁，分温再服，其脉即来，无猪胆，以羊胆代之。

【功效主治】

温经回阳，引药入阴。主治霍乱阴盛格阳证。

【方歌】

生附一枚三两姜，炙甘二两玉函方，

脉微内竭资真汁，猪胆还加四合襄。

（《长沙方歌括》）

【原文】

吐已下断，汗出而厥，四肢拘急不解，脉微欲绝者，通脉四逆加猪胆汁汤主之。

（《伤寒论·辨霍乱病脉证并治》）

195.通脉四逆汤

【组成】

甘草二两（炙） 附子大者一枚（生用，去皮，破八片） 干姜三两（强人可四两）

【用法】

上三味，以水三升，煮取一升合，去滓，分温再服，其脉即出者愈。

面色赤者，加葱九茎；腹中痛者，去葱，加芍药二两；呕者，加生姜二两；咽痛者，去芍药，加桔梗一两；利止脉不出者，去桔梗，加人参二两。病皆与方相应，乃服之。

【功效主治】

破阴回阳，通达内外。主治少阴病，阴盛格阳证。

【方歌】

一枚生附草姜三，招内亡阳此指南，

外热里寒面赤厥，脉微通脉法中探。

（《长沙方歌括》）

【原文】

1.少阴病，下利清谷，里寒外热，手足厥逆，脉微欲绝，身反不恶寒，其人面赤色，或腹痛，或干呕，或咽痛，或利止脉不出者，通脉四逆汤主之。

（《伤寒论·辨少阴病脉证并治》）

2.下利清谷，里寒外热，汗出而厥者，通脉四逆汤主之。

（《伤寒论·辨厥阴病脉证并治》）

3.吐已下断，汗出而厥，四肢拘急不解，脉微欲绝者，通脉四逆加猪胆汁汤主之。

（《伤寒论·辨霍乱病脉证并治》）

196.理中丸

【组成】

人参　甘草（炙）　白术　干姜以上各三两

【用法】

上四味，捣筛，蜜和为丸，如鸡子黄许大。以沸汤数合，和一丸，研碎，温服之，日三服，夜二服。腹中未热，益至三四丸，然不及汤。汤法，以四物依两数切，用水八升，煮取三升，去滓，温服一升，日三服。

若脐上筑者，肾气动也，去术加桂四两。吐多者，去术，加生姜三两。下多者，还用术。悸者，加茯苓二两。渴欲得水者，加术，足前成四两半。腹中痛者，加人参，足前成四两半。寒者，加干姜，足前成四两半。腹满者，去术，加附子一枚。服汤后如食顷，饮热粥一升许，微自温，勿发揭衣被。

【功效主治】

温中祛寒，补气健脾。主治脾胃虚寒证。

【方歌】

吐利腹痛用理中，丸汤分两各三同，

术姜参草刚柔济，服后还余啜粥功。

《长沙方歌括》

【原文】

1.霍乱，头痛发热，身疼痛，热多欲饮水者，五苓散主之；寒多不用水者，理中丸主之。

(《伤寒论·辨霍乱病脉证并治》)

2.大病差后，喜唾，久不了了，胸上有寒，当以丸药温之，宜理中丸。

(《伤寒论·辨阴阳易差后劳复病脉证并治》)

197.排脓汤

【组成】

甘草二两　桔梗三两　生姜一两　大枣十枚

【用法】

上四味，以水三升，煮取一升，温服五合，日再服。

【功效主治】

排脓去腐。主治痈脓。

【方歌】

排脓汤与散悬殊，一两生姜二草俱，

大枣十枚桔三两，通行营卫是良图。

(《金匮方歌括》)

198.排脓散

【组成】

枳实十六枚　芍药六分　桔梗二分

【用法】

上三味，杵为散，取鸡子黄一枚，以药散与鸡黄相等，揉和令相得，饮和服之，日一服。

【功效主治】

化瘀行滞，排脓去腐。主治痈脓。

【方歌】

排脓散药本灵台，枳实为君十六枚，

六分芍兮桔二分，鸡黄一个简而该。

（《金匮方歌括》）

199. 黄土汤

【组成】

甘草　干地黄　白术　附子（炮）　阿胶　黄芩各三两　灶中黄土半斤

【用法】

上七味，以水八升，煮取三升，分温二服。

【功效主治】

温阳健脾，养血止血。主治虚寒便血。

【方歌】

远血先便血续来，半斤黄土莫徘徊，

术胶附地芩甘草，三两同行血证该。

（《金匮方歌括》）

【原文】

下血，先便后血，此远血也，黄土汤主之。

（《金匮要略·惊悸吐衄下血胸满瘀血病脉证治》）

200. 黄芩加半夏生姜汤

【组成】

黄芩三两　　甘草二两（炙）　芍药二两　大枣十二枚（擘）　半夏（洗）半升　生姜（切）一两半

【用法】

上六味，以水一斗，煮取三升，去滓，温服一升，日再，夜一服。

【功效主治】

清热止利，降逆和胃。主治少阳邪热内迫阳明下利或呕。

【方歌】

枣枚十二守成箴，二两芍甘三两芩，

利用本方呕加味，姜三夏取半升斟。

（《长沙方歌括》）

【原文】

太阳与少阳合病，自下利者，与黄芩汤；若呕者，黄芩加半夏生姜汤主之。

（《伤寒论·辨太阳病脉证并治下》）

201. 黄芩汤

【组成】

黄芩三两　甘草二两（炙）　芍药二两　大枣十二枚（擘）

【用法】

上四味，以水一斗，煮取三升，去滓，温服一升，日再，夜一服。

【功效主治】

清热止痢，和中止痛。主治少阳郁热内迫阳明下利。

【方歌】

枣枚十二守成箴，二两芍甘三两芩，

利用本方呕加味，姜三夏取半升斟。

（《长沙方歌括》）

【原文】

太阳与少阳合病，自下利者，与黄芩汤；若呕者，黄芩加半夏生姜汤主之。

（《伤寒论·辨太阳病脉证并治下》）

202.黄芪芍药桂枝苦酒汤

【组成】

黄芪五两　芍药三两　桂枝三两

【用法】

上三味，以苦酒一升，水七升，相和，煮取三升，温服一升，当心烦，服至六七日乃解；若心烦不止者，以苦酒阻故也。

【功效主治】

益气祛湿，和营泻热。主治黄汗表虚湿滞，热郁肌腠。

【方歌】

黄汗脉沉出汗黄，水伤心火郁成殃，

黄芪五两推方主，桂芍均三苦酒勷。

（《金匮方歌括》）

【原文】

问曰：黄汗之为病，身体肿（一作重），发热汗出而渴，状如风水，汗沾衣，色正黄如柏汁，脉自沉，何从得为之？师曰：以汗出入水中浴，水从汗孔入得之，宜芪芍桂酒汤主之。

（《金匮要略·水气病脉证并治》）

203. 黄芪桂枝五物汤

【组成】

黄芪三两　芍药三两　桂枝三两　生姜六两　大枣十二枚

【用法】

上五味，以水六升，煮取二升，温服七合，日三服。一方有人参。

【功效主治】

益气温经，和血通痹。主治血痹。

【方歌】

血痹如风体不仁，桂枝三两芍芪均，

枣枚十二生姜六，须令阳通效自神。

（《金匮方歌括》）

【原文】

血痹阴阳俱微，寸口关上微，尺中小紧，外证身体不仁，如风痹状，黄芪桂枝五物汤主之。

（《金匮要略·血痹虚劳病脉证并治》）

204.黄连汤

【组成】

黄连三两　甘草三两（炙）　干姜　桂枝（去皮）各三两　人参二两　半夏半升（洗）　大枣十二枚（擘）

【用法】

上七味，以水一斗，煮取六升，去滓，温服，昼三夜二。

【功效主治】

平调寒热，和胃降逆。主治上热下寒，腹痛呕吐。

【方歌】

腹疼呕吐藉枢能，二两参甘夏半升，

连桂干姜各三两，枣枚十二妙层层。

（《长沙方歌括》）

【原文】

伤寒胸中有热，胃中有邪气，腹中痛，欲呕吐者，黄连汤主之。

（《伤寒论·辨太阳病脉证并治下》）

205. 黄连阿胶汤

【组成】

黄连四两　黄芩二两　芍药二两　鸡子黄二枚　阿胶三两（一云三挺）

【用法】

上五味，以水六升，先煮三物，取二升，去滓，内胶烊尽，小冷，内鸡子黄，搅令相得，温服七合，日三服。

【功效主治】

滋阴降火，除烦安神。主治少阴病，阴虚火旺证。

【方歌】

四两黄连三两胶，二枚鸡子取黄敲，

一芩二芍心烦治，更治难眠睫不交。

（《长沙方歌括》）

【原文】

少阴病，得之二三日以上，心中烦，不得卧，黄连阿胶汤主之。

（《伤寒论·辨少阴病脉证并治》）

206. 蛇床子散

【组成】

蛇床子仁

【用法】

上一味，末之，以白粉少许，和令相得，如枣大，绵裹内之，自然温。

【功效主治】

暖宫除湿，杀虫止痒。主治寒湿带下。

【方歌】

胞寒外候见阴寒，内入蛇床佐粉安，

更有阴疮𧏾烂者，狼牙三两洗何难。

(《金匮方歌括》)

【原文】

蛇床子散方，温阴中坐药。

(《金匮要略·妇人杂病脉证并治》)

207.猪苓汤

【组成】

猪苓（去皮）　茯苓　阿胶　滑石（碎）　泽泻各一两

【用法】

上五味，以水四升，先煮四味，取二升，去滓，内阿胶烊消，温服七合，日三服。

【功效主治】

利水渗湿，养阴清热。主治水热互结伤阴证。

【方歌】

泽胶猪茯滑相连，咳呕心烦渴不眠，

煮好去滓胶后入，育阴利水法兼全。

【原文】

1.若脉浮发热，渴欲饮水，小便不利者，猪苓汤主之。

2.阳明病，汗出多而渴者，不可与猪苓汤，以汗多胃中燥，猪苓汤复利其小便故也。

3.少阴病，下利六七日，咳而呕渴，心烦不得眠者，猪苓汤主之。

208.猪肤汤

【组成】

猪肤一斤

【用法】

上一味，以水一斗，煮取五升，去滓，加白蜜一升，白粉五合熬香，和令相得，温分六服。

【功效主治】

滋肾润肺，补脾止利。主治少阴阴虚，虚热上扰咽痛证。

【方歌】

斤许猪肤斗水煎，水煎减半滓须捐，

再投粉蜜熬香服，烦利咽痛胸满痊。

少阴病，下利，咽痛，胸满，心烦，猪肤汤主之。

（《伤寒论·辨少阴病脉证并治》）

209. 猪胆汁方

【组成】

大猪胆一枚

【用法】

泻汁，和醋少许，以灌谷道中。如一食顷，当大便出。

【功效主治】

润燥滑肠，导便通下。主治津伤便硬证。

【方歌】

蜜煎熟后样如饴，温内肛门法本奇，

更有醋调胆汁灌，外通二法审谁宜。

（《长沙方歌括》）

【原文】

阳明病，自汗出，若发汗，小便自利者，此为津液内竭，虽硬不可攻下之，当须自欲大便，宜蜜煎导而通之。若土瓜根及与大猪胆汁，皆可为导。

（《伤寒论·辨阳明病脉证并治》）

210. 猪膏发煎

【组成】

猪膏半斤　乱发（如鸡子大）三枚

【用法】

上二味，和膏中煎之，发消药成，分再服，病从小便出。

【功效主治】

润肠消瘀。主治黄疸病，胃肠燥结血瘀证。

【方歌】

诸黄腹鼓大便坚，古有猪膏八两传，

乱发三枚鸡子大，发消药熟始停煎。

（《金匮方歌括》）

【原文】

1.诸黄，猪膏发煎主之。

（《金匮要略·黄疸病脉证并治》）

2.胃气下泄，阴吹而正喧，此谷气之实也，膏发煎导之。

（《金匮要略·黄疸病脉证并治》）

211. 麻子仁丸

【组成】

麻子仁二升　芍药半斤　枳实半斤（炙）　大黄一斤

（去皮）　厚朴一尺（炙，去皮）　杏仁一斤（去皮、尖，熬，别作脂）

【用法】

上六味，蜜和丸如桐子大，饮服十丸，日三服，渐加，以知为度。

【功效主治】

润肠泄热，行气通便。主治肠胃燥热，脾约便秘证。

【方歌】

一升杏子二升麻，枳芍半斤效可夸，

黄朴一斤丸饮下，缓通脾约是专家。

（《长沙方歌括》）

【原文】

趺阳脉浮而涩，浮则胃气强，涩则小便数，浮涩相搏，大便则硬，其脾为约，麻子仁丸主之。

（《伤寒论·辨阳明病脉证并治》）

212.麻黄升麻汤

【组成】

麻黄二两半（去节）　升麻一两一分　当归一两一分　知母　黄芩　葳蕤各十八铢　石膏（碎，绵裹）　白术　干姜　芍药　天门冬（去心）　桂枝（去皮）　茯苓　甘草（炙）各六铢

【用法】

上十四味，以水一斗，先煮麻黄一两沸，去上沫，内诸

药，煮取三升，去滓，分温三服，相去如炊三斗米顷，令尽汗出愈。

【功效主治】

发越郁阳，清上温下。主治上热下寒，正虚阳郁证。

【方歌】

两半麻升一两归，六铢苓术芍冬依，

膏姜桂草同分两，十八铢兮芩母萎。

（《长沙方歌括》）

【原文】

伤寒六七日，大下后，寸脉沉而迟，手足厥逆，下部脉不至，咽喉不利，唾脓血，泄利不止者，为难治，麻黄升麻汤主之。

（《伤寒论·辨厥阴病脉证并治》）

213.麻黄加术汤

【组成】

麻黄三两（去节） 桂枝二两（去皮） 甘草二两（炙） 杏仁七十个（去皮、尖） 白术四两

【用法】

上五味，以水九升，先煮麻黄，减二升，去上沫，内诸药，煮取二升半，去滓，温取八合，覆取微似汗。

【功效主治】

发汗解表，散寒除湿。主治风寒湿痹证。

【方歌】

烦疼湿气裹寒中，发汗为宜忌火攻，

莫讶麻黄汤走表，术加四两里相融。

（《金匮方歌括》）

【原文】

湿家身烦疼，可与麻黄加术汤发其汗为宜，慎不可以火攻之。

（《金匮要略·痉湿暍病脉证治》）

214.麻黄汤

【组成】

麻黄三两（去节）　桂枝二两（去皮）　甘草一两（炙）　杏仁七十个（去皮、尖）

【用法】

上四味，以水九升，先煮麻黄，减二升，去上沫，内诸药，煮取二升半，去滓，温服八合。覆取微似汗，不须啜粥，余如桂枝法将息。

【功效主治】

发汗解表，宣肺平喘。主治太阳伤寒证。

【方歌】

七十杏仁三两麻，一甘二桂效堪夸，

喘而无汗头身痛，温覆休教粥到牙。

（《长沙方歌括》）

【原文】

1. 太阳病，头痛发热，身疼腰痛，骨节疼痛，恶风无汗而喘者，麻黄汤主之。

（《伤寒论·辨太阳病脉证并治中》）

2. 脉但浮，无余证者，与麻黄汤，若不尿，腹满加哕者，不治。

（《伤寒论·辨阳明病脉证并治》）

3. 寸口脉浮而紧，浮则为风，紧则为寒，风则伤卫，寒则伤荣，荣卫俱病，骨节烦疼，可发其汗，宜麻黄汤。

（《伤寒论·辨脉法》）

4. 太阳病，脉浮紧，无汗，发热，身疼痛，八九日不解，表证仍在，此当发其汗。服药已，微除，其人发烦目瞑，剧者必衄，衄乃解。所以然者，阳气重故也。麻黄汤证主之。

（《伤寒论·辨太阳病脉证并治》）

215.麻黄杏仁甘草石膏汤

【组成】

麻黄四两（去节） 杏仁五十个（去皮尖） 甘草二两（炙） 石膏半斤（碎，绵裹）

【用法】

上四味，以水七升，煮麻黄，减二升，去上沫，内诸药，煮取二升，去滓，温服一升。本云，黄耳杯。

【功效主治】

辛凉宣泄，清肺平喘。主治外感风邪，邪热壅肺证。

【方歌】

四两麻黄八两膏，二甘五十杏同熬，

须知禁桂为阳盛，喘汗全凭热势操。

（《长沙方歌括》）

【原文】

发汗后，不可更行桂枝汤，汗出而喘，无大热者，可与麻黄杏仁甘草石膏汤。

（《伤寒论·辨太阳病脉证并治中》）

216.麻黄杏仁薏苡甘草汤

【组成】

麻黄半两（去节，汤泡）　甘草一两（炙）　薏苡仁半两　杏仁十个（去皮、尖，炒）

【用法】

上锉麻豆大，每服四钱匕，水盏半，煮八分，去滓，温服。有微汗，避风。

【功效主治】

解表祛湿。主治风湿在表，湿郁化热证。

【方歌】

风湿身疼日晡时，当风取冷病之基，

薏麻半两十枚杏，炙草扶中一两宜。

（《金匮方歌括》）

病者一身尽疼，发热，日晡所剧者，名风湿。此病伤于汗出当风，或久伤取冷所致也。可与麻黄杏仁薏苡甘草汤。

（《金匮要略·痉湿暍病脉证治》）

217.麻黄连轺赤小豆汤

【组成】

麻黄二两（去节） 赤小豆一升 连轺二两（连翘根是） 杏仁四十个（去皮、尖） 大枣十二枚（擘） 生梓白皮一升（切） 生姜二两（切） 甘草二两（炙）

【用法】

上八味，以潦水一斗，先煮麻黄再沸，去上沫，内诸药，煮取三升，去滓，分温三服，半日服尽。

【功效主治】

宣肺解毒，消湿肿，祛湿热。主治阳黄兼表证。

【方歌】

黄病姜翘二两麻，一升赤豆梓皮夸，

枣须十二能通窍，四十杏仁二草嘉。

（《长沙方歌括》）

【原文】

伤寒，瘀热在里，身必黄，麻黄连轺赤小豆汤主之。

（《伤寒论·辨阳明病脉证并治》）

218.麻黄附子甘草汤

【组成】

麻黄二两（去节） 甘草二两（炙） 附子一枚（炮，去皮，破八片）

【用法】

上三味，以水七升，先煮麻黄一两沸，去上沫，内诸药，煮取三升，去滓，温服一升，日三服。

【功效主治】

温经解表。主治少阴表证轻症。

【方歌】

甘草麻黄二两佳，一枚附子固根荄，

少阴得病二三日，里证全无汗岂乖。

（《长沙方歌括》）

【原文】

少阴病，得之二三日，麻黄附子甘草汤，发微汗。以二三日无证，故微发汗。

（《伤寒论·辨少阴病脉证并治》）

219.麻黄附子汤

【组成】

麻黄三两 甘草二两 附子一枚（炮）

【用法】

上三味，以水七升，先煮麻黄，去上沫，内诸药，煮取二升半，温服八分，日三服。

【功效主治】

温阳发汗，化气行水。主治肾阳不足正水证。

【方歌】

甘草麻黄二两佳，一枚附子固根荄，

少阴得病二三日，里证全无汗岂乖。

（《金匮方歌括》）

【原文】

水之为病，其脉沉小，属少阴；浮者为风；无水虚胀者，为气。水，发其汗即已，脉沉者，宜麻黄附子汤；浮者，宜杏子汤。

（《金匮要略·水气病脉证并治》）

220.麻黄附子细辛汤

【组成】

麻黄二两（去节）　细辛二两　附子一枚（炮，去皮，破八片）

【用法】

上三味，以水一斗，先煮麻黄，减二升，去上沫，内诸药，煮取三升，去滓，温服一升，日三服。

【功效主治】

助阳解表。主治少阴表证。

【方歌】

麻黄二两细辛同，附子一枚力最雄，

始得少阴反发热，脉沉的证奏奇功。

（《长沙方歌括》）

【原文】

少阴病，始得之，反发热脉沉者，麻黄附子细辛汤主之。

（《伤寒论·辨少阴病脉证并治》）

221.旋覆代赭汤

【组成】

旋覆花三两　人参二两　生姜五两　代赭一两　大枣十二枚（擘）　甘草三两（炙）　半夏半升（洗）

【用法】

上七味，以水一斗，煮取六升，去滓，再煎取三升。温服一升，日三服。

【功效主治】

降逆化痰，益气和胃。主治胃虚气逆痰阻痞证。

【方歌】

五两生姜夏半升，草旋三两噫堪凭，

人参二两赭石一，枣十二枚力始胜。

（《长沙方歌括》）

【原文】

伤寒发汗，若吐若下，解后心下痞硬，噫气不除者，旋覆代赭石汤主之。

（《伤寒论·辨太阳病脉证并治下》）

222.旋覆花汤

【组成】

旋覆花三两　葱十四茎　新绛少许

【用法】

上三味，以水三升，煮取一升，顿服之。

【功效主治】

理气通阳，活血散瘀。主治肝着证。

【方歌】

肝著之人欲蹈胸，热汤一饮便轻松，

覆花三两葱十四，新绛通行少许从。

（《金匮方歌括》）

【原文】

1.肝着，其人常欲蹈其胸上，先未苦时，但欲饮热，旋覆花汤主之。

（《金匮要略·五脏风寒积聚病脉证并治》）

2.寸口脉弦而大，弦则为减，大则为芤，减则为寒，芤则为虚，寒虚相搏，此名曰革，妇人则半产漏下，旋覆花汤主之。

（《金匮要略·妇人杂病脉证并治》）

223. 越婢加半夏汤

【组成】

麻黄六两　石膏半斤　生姜三两　大枣十五枚　甘草二两　半夏半升

【用法】

上六味，以水六升，先煎麻黄，去上沫，内诸药，煮取三升，分温三服。

【功效主治】

宣肺清热，降逆平喘。主治饮热迫肺肺胀。

【方歌】

风水多兮气亦多，水风相搏浪滔滔，

全凭越婢平风水，加夏半升奠巨波。

（《金匮方歌括》）

【原文】

咳而上气，此为肺胀，其人喘，目如脱状，脉浮大者，越婢加半夏汤主之。

（《金匮要略·肺痿肺痈咳嗽上气病脉证并治》）

224. 越婢汤

【组成】

麻黄六两　石膏半斤　生姜三两　大枣十五枚　甘草二两

【用法】

上五味，以水六升，先煮麻黄，去上沫，内诸药，煮取三升，分温三服。

恶风者，加附子一枚，炮；风水，加术四两。

【功效主治】

疏风解表，宣肺利水。主治风水证。

【方歌】

一身悉肿属风多，水为风翻涌巨波，

二草三姜十二枣，石膏八两六麻和。

（《金匮方歌括》）

里水脉沉面目黄，水风相搏湿为殃，

专需越婢平风水，四两术司去湿良。

（《长沙方歌括》）

【原文】

1. 风水，恶风，一身悉肿，脉浮不渴，续自汗出，无大热，越婢汤主之。

（《金匮要略·水气病脉证并治》）

2. 里水者，一身面目黄肿，其脉沉，小便不利，故令病水。假如小便自利，此亡津液，故令渴也，越婢加术汤主之。

（《金匮要略·水气病脉证并治》）

3. 里水，越婢加术汤主之，甘草麻黄汤亦主之。

（《金匮要略·水气病脉证并治》）

225.葛根加半夏汤

【组成】

葛根四两　麻黄三两（去节）　生姜二两（切）　甘草二两（炙）　芍药二两　桂枝二两（去皮）　大枣十二枚（擘）　半夏半升（洗）

【用法】

上八味，以水一斗，先煮葛根、麻黄，减二升，去白沫，内诸药，煮取三升，去滓，温服一升，覆取微似汗。

【功效主治】

发汗解表，降逆止呕。主治太阳阳明合病下利、呕吐证。

【方歌】

二阳下利葛根夸，下利旋看呕逆嗟，

须取原方照分两，半夏半升洗来加。

（《长沙方歌括》）

【原文】

太阳与阳明合病，不下利但呕者，葛根加半夏汤主之。

（《伤寒论·辨太阳病脉证并治中》）

226.葛根汤

【组成】

葛根四两　麻黄三两（去节）　桂枝二两（去皮）　芍药

二两　甘草二两（炙）　生姜三两（切）　大枣十二枚（擘）

【用法】

上七味，以水一斗，先煮麻黄、葛根，减二升，去白沫，内诸药，煮取三升，去滓，温服一升，覆取微似汗，余如桂枝法将息及禁忌。诸汤皆仿此。

【功效主治】

发汗解表，升津舒筋。主治太阳伤寒兼经输不利的证并治。

【方歌】

四两葛根三两麻，枣枚十二效堪嘉，

桂甘芍二姜三两，无汗憎风下利夸。

（《长沙方歌括》）

【原文】

1.太阳病，项背强几几，无汗恶风，葛根汤主之。

（《伤寒论·辨太阳病脉证并治中》）

2.太阳与阳明合病者，必自下利，葛根汤主之。

（《伤寒论·辨太阳病脉证并治中》）

3.太阳病，无汗而小便反少，气上冲胸，口噤不得语，欲作刚痉，葛根汤主之。

（《金匮要略·痉湿暍病脉证治》）

227.葛根黄芩黄连汤

【组成】

葛根半斤　甘草二两（炙）　黄芩三两　黄连三两

【用法】

上四味，以水八升，先煮葛根，减二升，内诸药，煮取二升，去滓，分温再服。

【功效主治】

解表清里。主治里热夹表邪下利证。

【方歌】

二两连芩二两甘，葛根八两论中谈，

喘而汗出脉兼促，误下风邪利不堪。

（《长沙方歌括》）

【原文】

太阳病，桂枝证，医反下之，利遂不止，脉促者，表未解也，喘而汗出者，葛根黄芩黄连汤主之。

（《伤寒论·辨太阳病脉证并治中》）

228.葶苈大枣泻肺汤

【组成】

葶苈（熬令黄色，捣丸如弹丸大） 大枣十二枚

【用法】

上先以水三升，煮枣取二升，去枣，内葶苈，煮取一升，顿服。

【功效主治】

泻肺去痰，利水平喘。主治痰水壅实之咳喘胸满。

【方歌】

喘而不卧肺痈成，口燥胸疼数实呈，

葶苈一丸十二枣，雄军直入夺初萌。

(《金匮方歌括》)

【原文】

1.肺痈，喘不得卧，葶苈大枣泻肺汤主之。

(《金匮要略·肺痿肺痈咳嗽上气病脉证并治》)

2.肺痈胸满胀，一身面目浮肿，鼻塞清涕出，不闻香臭酸辛，咳逆上气，喘鸣迫塞，葶苈大枣泻肺汤主之。

(《金匮要略·肺痿肺痈咳嗽上气病脉证并治》)

3.支饮不得息，葶苈大枣泻肺汤主之。

(《金匮要略·痰饮咳嗽病脉证并治》)

229.葵子茯苓散

【组成】

葵子一斤　茯苓三两

【用法】

上二味，杵为散，饮服方寸匕，日三服，小便利则愈。

【功效主治】

通窍利水。主治妊娠有水气。

【方歌】

头眩恶寒水气干，胎前身重小便难，

一升葵子苓三两，米饮调和病即安。

(《金匮方歌括》)

【原文】

妊娠有水气，身重，小便不利，洒淅恶寒，起则头眩，葵子茯苓散主之。

（《金匮要略·妇人妊娠病脉证并治》）

230. 硝石矾石散

【组成】

硝石　矾石（烧）等分

【用法】

上二味，为散，以大麦粥汁，和服方寸匕，日三服。病随大小便去，小便正黄，大便正黑，是候也。

【功效主治】

清热化湿，消瘀利水。主治黑疸兼有瘀血湿热证。

【方歌】

身黄额黑足如烘，腹胀便溏晡热丛，

等分矾硝和麦汁，女劳疸病夺天工。

（《金匮方歌括》）

【原文】

黄家日晡所发热，而反恶寒，此为女劳得之。膀胱急，少腹满，身尽黄，额上黑，足下热，因作黑疸。其腹胀如水状，大便必黑，时溏，此女劳之病，非水也。腹满者难治。硝石矾石散主之。

（《金匮要略·黄疸病脉证并治》）

231. 雄黄熏方

【组成】

雄黄

【用法】

上一味为末，筒瓦二枚合之，烧，向肛熏之。

【功效主治】

清湿热，祛风邪。主治狐惑病前后二阴溃烂。

【方歌】

苦参汤是洗前阴，下蚀咽干热最深，

更有雄黄熏法在，肛门虫蚀亦良箴。

（《金匮方歌括》）

【原文】

蚀于肛者，雄黄熏之。

（《金匮要略·百合狐惑阴阳毒病脉证治》）

232. 紫参汤

【组成】

紫参半斤　甘草三两

【用法】

上二味，以水五升，先煮紫参，取二升，内甘草，煮取一升半，分温三服。

【功效主治】

清热解毒祛湿，缓急止痛。主治下利、肺痛。

【方歌】

利而肺痛是何伤，浊气上干责胃肠，

八两紫参三两草，通因通用细推详。

（《金匮方歌括》）

【原文】

下利肺痛，紫参汤主之。

（《金匮要略·呕吐哕下利病脉证治》）

233.温经汤

【组成】

吴茱萸三两　当归二两　川芎二两　芍药二两　人参二两　桂枝二两　阿胶二两　生姜二两　牡丹二两（去心）　甘草二两　半夏半升　麦门冬一升（去心）

【用法】

上十二味，以水一斗，煮取三升，分温三服。亦主妇人少腹寒，久不受胎，兼取崩中去血，或月水来过多，及至期不来。

【功效主治】

温经散寒，养血祛瘀。主治冲任虚寒、瘀血阻滞证。

【方歌】

温经芎芍草归人，胶桂丹皮二两均，

半夏半升麦倍用，姜萸三两对君陈。

（《金匮方歌括》）

【原文】

问曰：妇人年五十所，病下利，数十日不止，暮即发热，少腹里急，腹满，手掌烦热，唇口干燥，何也？师曰：此病属带下，何以故？曾经半产，瘀血在少腹不去。何以知之？其证唇口干燥，故知之。当以温经汤主之。

（《金匮要略·妇人杂病脉证并治》）

234.滑石代赭汤

【组成】

百合七枚（擘） 滑石三两（碎，绵裹） 代赭石（如弹丸大一枚，碎，绵裹）

【用法】

上先以水洗百合，渍一宿，当白沫出，去其水，更以泉水二升，煎取一升，去滓。别以泉水二升煎滑石、代赭，取一升，去滓；后合和重煎，取一升五合，分温服。

【功效主治】

养阴利水，和胃降逆。主治百合病发热。

【方歌】

不应议下下之差，既下还当竭旧邪，

百合七枚赭弹大，滑须三两效堪夸。

（《金匮方歌括》）

【原文】

百合病下之后者，滑石代赭汤主之。

（《金匮要略·百合狐惑阴阳毒病脉证治》）

235.滑石白鱼散方

【组成】

滑石二分　乱发二分（烧）　白鱼二分

【用法】

上三味，杵为散，饮服方寸匕，日三服。

【功效主治】

清热利湿，止血消瘀。主治血淋。

【方歌】

滑石余灰与白鱼，专司血分莫踌躇，

药皆平等擂调饮，水自长流不用疏。

（《金匮方歌括》）

【原文】

小便不利，蒲灰散主之，滑石白鱼散、茯苓戎盐汤并主之。

（《金匮要略·消渴小便不利淋病脉证并治》）

236.蒲灰散方

【组成】

蒲灰七分　滑石三分

【用法】

上二味，杵为散，饮服方寸匕，日三服。

【功效主治】

凉血化瘀，泄热利湿。主治湿热瘀结，小便不利。

【方歌】

小便不利用蒲灰，平淡无奇理备该，

半分蒲灰三分滑，能除湿热莫疑猜。

（《金匮方歌括》）

【原文】

1. 小便不利，蒲灰散主之，滑石白鱼散、茯苓戎盐汤并主之。

（《金匮要略·消渴小便不利淋病脉证并治》）

2. 厥而皮水者，蒲灰散主之。

（《金匮要略·水气病脉证并治》）

237.蜀漆散

【组成】

蜀漆（洗去腥） 云母（烧二日夜） 龙骨等分

【用法】

上三味，杵为散，未发前，以浆水服半钱，温疟加蜀漆半分。临发时，服一钱匕。一方云母作云实。

【功效主治】

祛痰，通阳，截疟。主治牝疟。

【方歌】

阳为痰阻伏心间，牝疟阴邪自往还，

蜀漆云龙平等杵，先时浆服不逾闲。

（《金匮方歌括》）

【原文】

疟多寒者，名曰牡疟，蜀漆散主之。

（《金匮要略·疟病脉证并治》）

238.酸枣仁汤

【组成】

酸枣仁二升　甘草一两　知母二两　茯苓二两　川芎二两（《深师》有生姜二两）

【用法】

上五味，以水八升，煮酸枣仁，得六升，内诸药，煮取三升，分温三服。

【功效主治】

养血安神，清热除烦。主治肝血不足，虚热内扰证。

【方歌】

酸枣二升先煮汤，茯知二两佐之良，

芎甘各一相调剂，服后恬然足睡乡。

（《金匮方歌括》）

【原文】

虚劳虚烦不得眠，酸枣仁汤主之。

（《金匮要略·血痹虚劳病脉证并治》）

239.蜘蛛散

【组成】

蜘蛛十四枚（熬焦） 桂枝半两

【用法】

上二味为散，取八分一匕，饮和服，日再服。蜜丸亦可。

【功效主治】

破结行气，温肝散寒。主治阴狐疝气。

【方歌】

阴狐疝气久难医，大小攸偏上下时，

熬杵蜘蛛十四个，桂枝半两恰相宜。

（《金匮方歌括》）

【原文】

阴狐疝气者，偏有小大，时时上下，蜘蛛散主之。

（《金匮要略·跌蹶手指臂肿转筋阴狐疝蛔虫病脉证治》）

240.蜜煎导方

【组成】

蜜七合

【用法】

一味，内铜器中，微火煎之，稍凝似饴状，扰之勿令焦著，欲可丸，并手捻作挺，令头锐，大如指，长二寸许。当热时急作，冷则硬。以内谷道中，以手急抱，欲大便时，乃去之。

【功效主治】

润燥滑肠，导便通下。主治津伤便硬证。

【方歌】

蜜煎熟后样如饴，温内肛门法本奇，

更有醋调胆汁灌，外通二法审谁宜。

（《长沙方歌括》）

【原文】

阳明病，自汗出，若发汗，小便自利者，此为津液内竭，虽硬不可攻下之，当须自欲大便，宜蜜煎导而通之。若土瓜根及与大猪胆汁，皆可为导。

（《伤寒论·辨阳明病脉证并治》）

241.薯蓣丸

【组成】

薯蓣三十分　当归　桂枝　干地黄　曲　豆黄卷各十分　甘草二十八分　川芎　麦门冬　芍药　白术　杏仁各六分　人参七分　柴胡　桔梗　茯苓各五分　阿胶七分　干姜三分　白蔹二分　防风六分　大枣百枚（为膏）

【用法】

上二十一味，末之，炼蜜和丸，如弹子大，空腹酒服一丸，一百丸为剂。

【功效主治】

调理脾胃，益气和营。主治虚劳气血俱虚，阴阳失调，外兼风邪证。

【方歌】

三十薯蓣二十草，三姜二蔹百枚枣，

桔茯柴胡五分匀，人参阿胶七分讨，

更有六分不参差，芎芍杏防麦术好，

豆卷地归曲桂枝，均宜十分和药捣，

蜜丸弹大酒服之，尽一百丸功可造，

风气百疾并诸虚，调剂阴阳为至宝。

（《金匮方歌括》）

【原文】

虚劳诸不足，风气百疾，薯蓣丸主之。

（《金匮要略·血痹虚劳病脉证并治》）

242.薏苡附子败酱散

【组成】

薏苡仁十分　附子二分　败酱草五分

【用法】

上三味，杵为末，取方寸匕，以水二升，煎减半，顿服。小便当下。

【功效主治】

排脓解毒，散结消肿。主治肠痈内已成脓。

【方歌】

气血凝痈阻外肤，腹皮虽急按之濡，

附宜二分苡仁十，败酱还须五分驱。

(《金匮方歌括》)

【原文】

肠痈之为病，其身甲错，腹皮急，按之濡，如肿状，腹无积聚，身无热，脉数，此为肠内有痈脓，薏苡附子败酱散主之。

(《金匮要略·疮痈肠痈浸淫病脉证并治》)

243. 薏苡附子散

【组成】

薏苡仁十五两　大附子十枚（炮）

【用法】

上二味，杵为散，服方寸匕，日三服。

【功效主治】

温阳宣痹。主治阴寒凝聚，阳气痹阻胸痹。

【方歌】

痹来缓急属阳微，附子十枚切莫违，

更有薏仁十五两，筋资阴养得阳归。

(《金匮方歌括》)

【原文】

胸痹缓急者，薏苡附子散主之。

(《金匮要略·胸痹心痛短气病脉证治》)

244.橘皮竹茹汤

【组成】

橘皮二升　竹茹二升　大枣三十枚　生姜半斤　甘草五两　人参一两

【用法】

上六味，以水一斗，煮取三升，温服一升。日三服。

【功效主治】

降逆止呃，益气清热。主治胃虚有热之呃逆。

【方歌】

哕逆因虚热气乘，一参五草八姜胜，

枣枚三十二斤橘，生竹青皮刮二升。

（《金匮方歌括》）

【原文】

哕逆者，橘皮竹茹汤主之。

（《金匮要略·呕吐哕下利病脉证治》）

245.橘皮汤

【组成】

橘皮四两　生姜半斤

【用法】

上二味，以水七升，煮取三升，温服一升，下咽即愈。

【功效主治】

散寒降逆，通阳和胃。主治寒滞气逆呕哕。

【方歌】

哕而干呕厥相随，气逆于胸阻四肢，

初病未虚一服验，生姜八两四陈皮。

(《金匮方歌括》)

【原文】

干呕，哕，若手足厥者，橘皮汤主之。

(《金匮要略·呕吐哕下利病脉证治》)

246.橘枳姜汤

【组成】

橘皮一斤　枳实三两　生姜半斤

【用法】

上三味，以水五升，煮取二升，分温再服。(《肘后》
《千金》云：治胸痹愊愊如满，噎塞习习如痒，喉中涩，
唾沫）

【功效主治】

通阳化饮，宣导气机。主治气滞饮停胸痹。

【方歌】

痹而气塞又何施，枳实辛香三两宜，

橘用一斤姜减半，气开结散勿迟疑。

(《金匮方歌括》)

【原文】

胸痹，胸中气塞，短气，茯苓杏仁甘草汤主之，橘枳姜汤亦主之。

（《金匮要略·胸痹心痛短气病脉证治》）

247. 藜芦甘草汤

【组成】

未见

【用法】

不详。

【功效主治】

祛风痰，利指节。主治风痰痹阻之体瞤臂肿。

【方歌】

体瞤臂肿主藜芦，痫痹风痰俱可驱，

芦性升提草甘缓，症详方厥遍寻无。

（《金匮方歌括》）

【原文】

病人常以手指臂肿动，此人身体瞤瞤者，藜芦甘草汤主之。

（《金匮要略·趺蹶手指臂肿转筋阴狐疝蛔虫病脉证治》）

248.鳖甲煎丸

【组成】

鳖甲十二分（炙）　乌扇三分（烧）　黄芩三分　柴胡六分　鼠妇三分（熬）　干姜三分　大黄三分　芍药五分　桂枝三分　葶苈一分　石韦三分（去毛）　厚朴三分　牡丹五分（去心）　瞿麦二分　紫葳三分　半夏一分　人参一分　䗪虫五分（熬）　阿胶三分（炙）　蜂巢四分（熬）　赤硝十二分　蜣螂六分（熬）　桃仁二分

【用法】

上二十三味为末。取煅灶下灰一斗，清酒一斛五斗，浸灰，候酒尽一半，着鳖甲于中，煮令泛烂如胶漆，绞取汁，内诸药，煎为丸，如梧子大，空心服七丸，日三服。（《千金方》用鳖甲十二片，又有海藻三分，大戟一分，䗪虫五分，无鼠妇、赤硝二味，以鳖甲煎和诸药为丸）

【功效主治】

软坚消癥，行气活血，祛湿化痰。主治疟母，一切痞积。

【方歌】

寒热虚实相来往，全凭阴阳为消长，

天气半月而一更，人身之气亦相仿，

否则天人气再更，邪行月尽差可想。

疟病一月不能瘥，疟母结成癥瘕象，

《金匮》急治特垂训，鳖甲赤硝十二分，

方中三分请详言，姜芩扇妇朴韦问，

葳胶桂黄亦相均，相均端令各相奋，

十二减半六分数，柴胡蜣螂表里部，

一分参苈二瞿桃，牡夏芍廬分各五。

方中四分独蜂窠，体本轻清质水土，

另取灶下一斗灰，一斛半酒浸另服，

内甲酒内煮如胶，绞汁煎药丸遵古，

空心七丸日三服，老疟得此效桴鼓。

（《金匮方歌括》）

【原文】

病疟，以月一日发，当以十五日愈。设不差，当月尽解。如其不差，当如何？师曰：此结为癥瘕，名曰疟母，急治之下，宜鳖甲煎丸。

（《金匮要略·疟病脉证并治》）

附　方剂名称拼音索引

参考文献

［1］（清）陈修园.长沙方歌括［M］.北京.中国中医药出版社.2016.

［2］（清）陈修园.金匮方歌括［M］.北京.中国中医药出版社.2016.

［3］（汉）张仲景著,何任整理.金匮要略［M］.北京.人民卫生出版社.2005.

［4］（汉）张仲景著,钱超尘整理.伤寒论［M］.北京.人民卫生出版社.2005.

［5］李飞.方剂学［M］.北京.人民卫生出版社.2002.

［6］李冀,左铮云.方剂学［M］.北京.中国中医药出版社.2021.